汉竹编著 ● 亲亲乐读系列

坐月子产后恢复
调体质瘦得快

马良坤 主编　　赵红 副主编

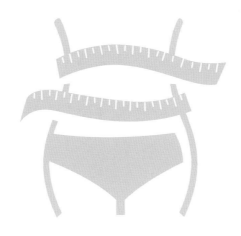

汉竹图书微博
http://weibo.com/hanzhutushu

江苏凤凰科学技术出版社
全国百佳图书出版单位

导读

Introduction

在忐忑与期待之中，新妈妈们迎来了爱的结晶，这是一生都要放在心中细心呵护的小生命。可随之而来的种种问题，会让新妈妈们无所适从。

产后恢复、体质调养和瘦身，是每一位新妈妈关心的重点。

女人一生中有3次改变体质的机会，一次是初潮期，一次是生育期，最后一次则是更年期。生育期，它是能够改变女人体质的最好机会。宝宝会给母体带来新的青春和体力，甚至能借此改善怀孕前的疾病，让健康情况更加理想，因此，分娩后的调养是不容忽视的。

抓住坐月子这一改变体质的重要机会，再恢复往日体型也不是一件困难的事，跟着书中详细介绍的瘦身操与产后瑜伽一起动一动，告别产后身上的顽固赘肉，恢复往昔充满魅力的曼妙身材！

月子里，照顾好宝宝的同时，新妈妈们也渴望自己可以得到温柔对待。

"男人来自火星，女人来自金星"的矛盾，在坐月子中特别突出。其实新爸爸们不是不爱新妈妈们，只是没有抓住新妈妈的需求点。马良坤老师作为孕产科的医生，清楚地知道家人和新爸爸需要做的重点是什么；同样作为女人兼母亲，她能感同身受，因而更了解新妈妈们坐月子的内心需求和真实想法。她会告诉新爸爸们忽略的细节，触摸新妈妈内心柔软深处。

根据书上的关键点，按部就班坐月子，就不会手足无措，也能吃得好、睡得香、恢复快、调好体质不留病，在家人的陪伴中轻松度过"坐月子"的美好时光。

目 录

Contents

Part 1 分娩前，写给准爸爸的话

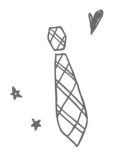

Part 2　分娩当天产房里的事

Part 3 坐好月子，产后恢复好

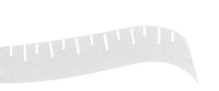

Part 4　产后要瘦更要美

Part 5　调体质，恢复产前好状态

Part 6 特殊妈妈的产后护理

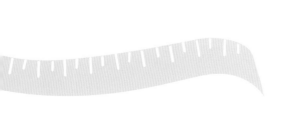

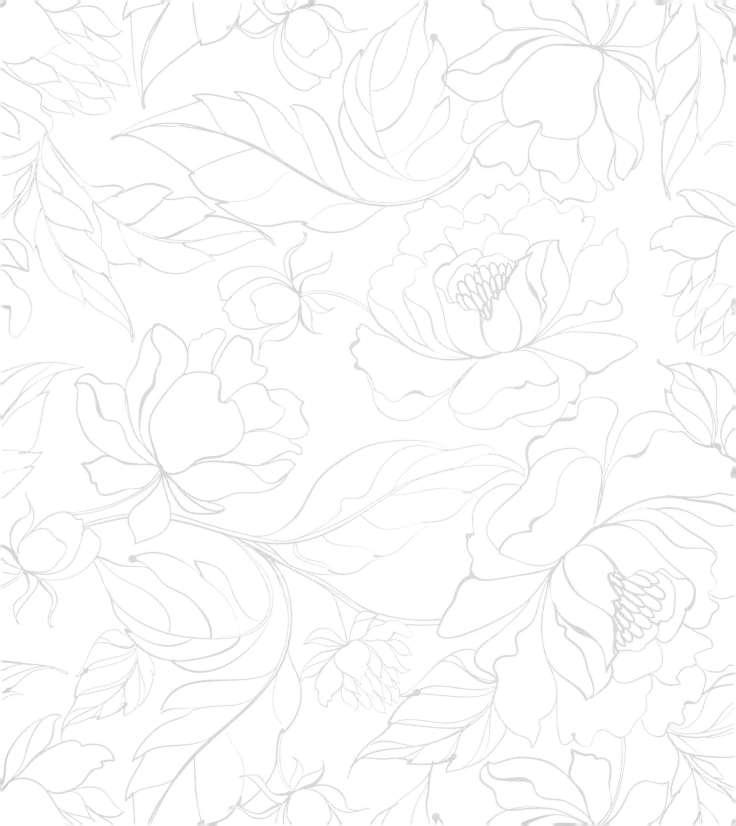

Part

1

分娩前，
写给准爸爸的话

坐月子是对老婆身体、心理的双重关照

即使老婆的分娩过程顺利得令你暗自偷笑，你们也要经历巨大的生理和心理上的动荡。先说你的老婆，在经历了整个孕期和分娩过程之后，她的生理、心理已经悄悄地发生了改变，新生儿的出生对她也是另一种新的变化。而你，作为一个喜悦的、自豪的，或许还有一丝不知所措的新爸爸，必须要做很多工作才能保证你的小家庭顺利度过最初，也是最关键的几个星期。因此，你应该了解老婆的变化，重视身体护理和心理健康评估，使她能尽早适应产后的生活。

身体恢复

生孩子是一件极度消耗身体资源的事情，你很难想象，当你的老婆经历分娩后，立马要承担起对宝宝的责任，她会是一种什么状态，而且这个抚养对象是个无助的、完全依赖别人才能存活的小生命。其实，不论你的老婆是否分娩顺利、采取的是顺产还是剖宫产，她都应该卧床静养、吃好喝好，受到方方面面的照顾。

因此，在老婆坐月子期间，你的角色特别重要，你需要帮助老婆恢复过来，请尽量用你那宽阔的肩膀帮她分担一些，虽然你自己此时也正因为疲惫而痛苦不堪。你可以为老婆做的有很多，比如在老婆给宝宝喂奶前，先把她安顿得舒舒服服，这很重要，舒适的喂奶方式和环境不论对妈妈还是对宝宝都好；不要让老婆提举任何重东西，就连抱宝宝、换尿布这事也需要由你多承担；尽量谢绝登门看望老婆和孩子的客人，因为你的老婆真的需要时间来休息，等等。关于这些，书中后面会详细说明，如果你能做到，将会是最受欢迎的模范老公。

老婆怀孕十个月里会遇到的事可以用整本书的篇幅来说，你在当上新爸爸头一个月里会遇到的事也可以用整本书的篇幅来说，不必惊讶，因为你的老婆分娩后坐月子期间要注意的事情太多了。

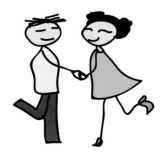

情绪恢复

　　为了恢复身体，你的老婆有一大堆事情要做。而现在，更值得关注的是，她还完全沉浸在复杂的情绪当中。产后的生活对你的老婆而言是种压力——角色的变化带来责任的加重，照顾宝宝导致身心俱疲，术后疼痛令身体不堪重负，这些压力使她的情绪总是处于低落状态。

　　分娩后，多数女性都会产生被遗弃的感觉，这是因为在产前的整个妊娠期，她都是被关注的焦点，每个人都在关心、询问她的情况。而分娩后，孩子成了关注的焦点，多数人都在询问孩子的情况，大部分的礼物也是送给孩子的。此时她就会产生一种嫉妒感，也会产生一种困惑：一个"好"母亲怎么能嫉妒自己的孩子呢？如果你的老婆产生了这样的情绪，作为老公，你需要引导她将情绪表达出来，不要把这种嫉妒隐藏在心中，让她积极面对自己的心理反应，知道这种心理反应是正常的，能够帮助你的老婆恢复自信心。

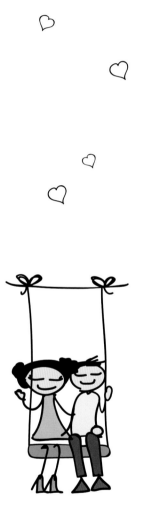

　　坐月子期间，你的老婆体验到的另一种感觉可能是对孩子的失望。在整个妊娠期中，她想象着孩子的容貌，但不是眼前的这个满脸皱褶、哭闹不停的孩子。另一个对孩子失望的原因是孩子的性别与期望的性别不符。即使是受过教育的女性，她们清楚孩子的性别是由男性决定的，但通常她们仍会自责。改变孩子的性别是不可能的，此时更关键的就是帮助你的老婆，改变她对孩子性别和外观的感受。

　　总的来说，你的行动和反应对老婆的心理情绪起着至关重要的作用，往往你的一句问候、一次抚摸就可以使她产生安全、欣慰、被关心的感觉。

提前商量好，在家坐月子也能很省事

你是老公、是爸爸，你并不是超人，不能一个人承担起同时照顾老婆和新生儿的工作（但你绝对是这个陪护团队中的关键一员），而且，在老婆生完孩子后不久，你就要重返工作岗位，在时间和精力上都是无法应付的。所以，你需要其他人来帮助你，而且他们的帮助能够给你老婆在坐月子期间带来很大的影响。

去月子中心，是近年来常见的照顾月子的形式，但月子中心价格不菲，且毕竟是一个全新的环境，需要一段时间适应。如果你的老婆决定在家坐月子，提前商量好由谁来照顾，也能省很多事。请保姆、请月嫂或是请父母、请岳父母来照顾，你们需要提前做出适合你们家庭的选择。

一般来说，大多数家庭都是请父母或岳父母来照顾坐月子的老婆和新生儿，特别是你的妈妈和岳母，都是过来人，经验比较丰富，遇见一些常见情况也知道怎么处理。但老人的思想比较传统，带孩子的观念与年轻人也有很大的差异，所以很容易引起矛盾，特别是婆媳之间。如果你是打算让你的妈妈来照顾老婆，那你就要及时协调双方关系，避免引发矛盾。最好是妈妈和岳母能轮换一下，可以避免老人过度劳累，也可以在一定程度上缓解婆媳关系。

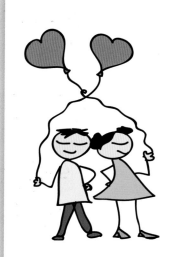

你也可能打算在老婆坐月子的时候，请个保姆来照顾月子，这样，以后还可以照看宝宝，一举两得。但是保姆更注重的是家务活，并没有护理新妈妈和新生儿的专业知识，遇到一些问题不能及时解决，所以要充分考虑利弊。

条件允许，好的月子会所舒服又不累

对男人而言，好的月子会所布局和便利设施没什么吸引力。但是，对于一个刚当妈妈的女人来说，吸引力是很大的。越来越多的女性在分娩之后就直接住进了月子会所，请专业的团队来照顾月子。选择一家好的月子会所需要花很长一段时间，甚至需要你们在宝宝还未出生前，就把周围的月子会所都打听一遍，因为好的月子会所都要提前预订。选好准备入住的月子会所后，多去熟悉一下那里的环境，和主要人员交流，并根据情况，按照指导做好相应的准备。

选择月子会所需要考虑的因素	
月子会所的口碑	这一点对于外行人来说是很难判断的，可以先从多种渠道收集一下有关信息，再做选择。比如看月子会所的等级，如果自己的同事和亲戚当中已经有人做了爸爸，可以听听他们的介绍
母婴分室还是母婴同室	母婴分室，宝宝会被放在新生宝宝室由专人看护，妈妈产后能得到较好的休息。母婴同室，虽然妈妈有时休息不好，但是妈妈可以和宝宝保持亲密接触
是否倡导母乳喂养	在倡导母乳喂养的月子会所，护理人员会极力鼓励新妈妈母乳喂养，并及时给予相关指导，教新妈妈哺乳的方法和乳房按摩法等
产后恢复	专业的月子会所，会指导新妈妈产后运动，帮助恢复形体等，并提供产后心理指导、淡化妊娠斑及妊娠纹等服务
主要照顾人	一名月嫂负责照顾母婴的全部工作，其间配有儿科、产科、中医科大夫和护士查房，缺点是月嫂太累，导致对新妈妈照顾不周，同时打扰新妈妈休息的人很多；团队照顾，享受VIP待遇，价格昂贵
是否有相关的新生宝宝服务	这点主要是看是否提供新生宝宝游泳、按摩和抚触等服务，针对新生宝宝的检查制度是否完善

选个好月嫂：照顾了老婆宝宝，也解决了问题

月嫂面试问题一览表

- 我可以带您去医院体检一下吗？
- 您对母乳喂养有什么看法？
- 宝宝睡不着怎么办？
- 宝宝为什么会有湿疹？
- 怎样给宝宝做脐部护理？
- 您觉得哪种吸奶器效果好？
- 请问新生儿有哪些早期智力开发的内容？
- 新生儿为什么会容易溢奶？
- 在家里需要用什么给伤口消毒？（分剖宫产和顺产）
- 生理性黄疸和病理性黄疸有什么区别？该怎么观察区分呢？
- 老婆和婆婆之间育儿方式出现冲突怎么办？
- 您带过这么多宝宝，你觉得哪个雇主对你最好？为什么？

其实，请一个好的月嫂，不仅仅对新妈妈和宝宝有帮助。仔细想想，当你的老婆和妈妈因为育儿问题产生分歧时，如果有个"中间人"帮忙缓和矛盾，给出解决方法，你就可以在一旁暗自偷笑。在选择月嫂的时候，你们需要仔细挑选、认真掂量。

选择正规家政公司。正规家政公司会有一套严格审查的程序，每一位月嫂都有自己的档案，其中包括身份证、健康证、上岗资格证等证件，在选择月嫂时必须验看这些证件。

月嫂必须身体健康。正规的月嫂一般必须进行一个全面的身体检查，包括乙肝两对半、肝功能、胸部X线检查、妇科检查等体检项目，合格者才有资格做月嫂。

不要忽视面试的环节。如果你有过找月嫂的经历，就会知道一位好的月嫂是多么可遇而不可求。这件事的难度可能只低于相亲，"合眼缘"通常占了大部分因素，所以面试环节不可忽视。只有通过面试，才能知道月嫂是否专业合格，是否有经验。并且，面对面的沟通，可以了解月嫂的为人和性格。

签订合同、索取发票。签订合同可以更好地解决在月嫂服务过程中出现的纠纷，合同要写清服务的具体内容、收费标准、违约或者事故责任等，付费时索取正式发票。

请月嫂的费用都不低，但不要认为月嫂越贵就越好，而是应该多与她沟通，了解她的资历和性格，也可以看一看原来的客户对她的评价。

观念不同？站在老婆一边

　　和朋友合伙做生意大概是导致友谊破裂的屡试不爽的方式，类似地，请老人帮忙照顾宝宝或多或少会影响家庭和睦。老人们非常喜欢用自己的经验和你们讲怎么坐月子和如何养孩子，通常来说，你的老婆会是他们的直接"教育"对象，因为大部分时间是她在承担照顾宝宝的重任。但由于两代人的观念差异，你的老婆难免会和他们产生矛盾和分歧。就算你的老婆是以最温和的方式向妈妈或是婆婆提些小建议，最后也有可能以一场脸红脖子粗的争吵而结束。

　　在双方意见相左的时候，不要只站在一旁默不作声，建议你：站在老婆的阵营，支持她的决定。即使她可能也会犯错，但在这种特殊时刻，照顾好她的情绪更重要。要知道，夫妻关系是家庭所有关系的核心，家庭中所发生的任何事情，都需要你和老婆共同面对。孩子是你们的孩子，养育孩子是由你和老婆承担的，就算父母来帮忙，他们也只是搭把手而已。

　　当然，你要坚持正确的方式，而这一点的前提是你确实"武装"了自己——主动学习关于照顾宝宝的知识，查阅很多数据和资料，和有经验的朋友讨教方法心得……以正确的方式做，你的父母和岳父母会慢慢知道，在带孩子这件事上，他们也是需要不断学习和进步的，最终他们会相信你。

父母不是敌人，一些话还是要听

对你和老婆来说，在坐月子和照顾孩子问题上，孩子的爷爷、奶奶、外婆、外公可能加剧事情的紧张程度，但也绝对能给你们提供巨大的帮助。

老一辈关于传统坐月子的禁忌不少也是有它的道理的，完全照搬或全盘否定都是不客观的。每一个新妈妈的身体条件都不一样，产后状况也不相同，这也导致了月子期间的恢复情况有所差异。

传统坐月子认为产妇：
- 不能下床活动。
- 不能洗澡洗头。
- 不能吃水果蔬菜。
- 不能吹电扇开空调。

……

虽然以上已经被证实是错误经验，但其背后意义是坐月子期间产妇要注意保暖。

至于不能流泪、不能玩手机看电视，这类传统坐月子的经验依然是被肯定和采用的，新妈妈要保持良好情绪、不能劳累。

为人父母并不是件简单的事，必须要不断学习照顾宝宝的技巧。新手爸妈只有经历每一次挑战——每一次抱宝宝、每一次给宝宝洗澡、每一次哄宝宝睡觉——才会不断成长。在这些事上，你的父母和岳父母比你们早太多进入父亲母亲的角色了，而且随着经验累积，他们比你们更适应这个角色。

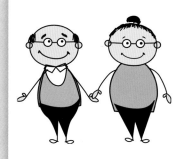

坐月子看什么都不顺心？小心产后抑郁

也许在老婆怀孕期间，你已经深刻体会到了什么叫"性情大变"。本以为生完宝宝，老婆一定是散发着"母性"光辉，低眉浅笑、柔声细语。但事实是，随着分娩结束，情绪波澜的现象"重出江湖、再次肆虐"。面前的她，似乎看什么都不顺眼，前一秒还在喋喋不休抱怨你的抱娃姿势不对，后一秒又对你没摆放好的袜子勃然大怒。

一般来说，这种产后情绪低落来得快、去得也快，它也是产后恢复过程当中的一部分。但如果这种状态迟迟没有好转，那事情或许比想象中严重，因为新妈妈可能患上了产后抑郁症。

产后抑郁症是伴随分娩后常见的一种心理障碍，其反应程度由轻微的产后抑郁症至严重的产后精神病。其特征表现为厌食、注意力不集中、健忘、时常伤心哭泣、焦虑、疲倦、依赖、易怒暴躁、无法忍受挫折、负向思考方式等。发生时间一般是在产后第1日至第6周，而产后1~10日被认为是发生产后抑郁症的危险期。产后精神病除了具有产后抑郁症的症状外，还会出现思考过程障碍、无法照顾宝宝、连续数月的饮食与睡眠问题，甚至会伤害自己或宝宝等情况。

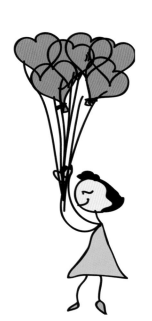

男性也要谨防产后抑郁

现在，越来越多的数据显示：许多奶爸也正被产后抑郁症折磨着——新增加的责任、生活方式的改变、分担老婆照顾宝宝的重任，以及睡眠不足等都是造成男性产后抑郁症的"导火索"。

各位爸爸们，千万不要忽略自己的健康。倾诉压力、运动以及戒掉不良习惯（男人在抑郁时更容易陷入酗酒抽烟的"疯狂"）能帮助你改善心情，若抑郁现象持续加重，请不要等待，向专业人士（心理医生）寻求帮助。

别混淆产后情绪低落和产后抑郁

在若干年前，人们还以为产后抑郁症只是极个别妈妈才会有，常见于西方社会中的问题。近年来，随着对这种病症的了解，人们终于认识到被产后抑郁症折磨的新妈妈并非少数。更有资料表明，我国患有产后抑郁症的新妈妈数量明显增多。过去新妈妈产后抑郁的真实情况之所以被低估，原因可能是我国女性不善于用语言表达抑郁情绪，常常隐忍着自己的感情。而随着医学模式的转变，人们越来越注重新妈妈的心理问题。

尽管在坐月子期间，新妈妈能得到家庭的支持，但是由于社会的变革及家庭组织结构的改变，产后抑郁症的问题依然值得重视，对女性的心理健康也应该仔细评估。想要通过典型症状来判定产后抑郁症并不容易，人们常常会把产后情绪低落与产后抑郁症混淆起来。通常而言，产后情绪低落持续时间不长，而且不经治疗可以自行痊愈，产后抑郁症却恰恰相反，当新妈妈出现疲倦、精力下降、食欲减退、便秘、睡眠障碍等，要给予高度重视。

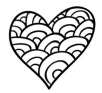

不想吵架，就多交流

对于月子里情绪变化大，甚至患有产后抑郁症的新妈妈，应使她明白这并非是不正常的现象，鼓励她表达心中的感受并加以倾听，允许她以哭泣或其他的方式表达其失落、沮丧的情绪。家庭的支持是非常重要的，尤其作为老公，应了解产妇情绪变化的原因，及时发现老婆的心理问题，提供有效的心理支持。

如果你的老婆情绪波动大，或者患上了产后抑郁症，那么你可以采取以下几种措施：

和她交流。保证每天有足够的时间和你的老婆在一起，并保持亲密的交流，尽可能营造温馨的家庭环境，这样可以帮助她保持良好的心情。

让她表达坏心情。你的老婆可能习惯把坏情绪憋在心里，什么都不想说。如果她是这样的状态，你就应该主动提出，让她说出自己的感受，一吐心中的不快。实在不行就痛痛快快大哭一场，但哭完后应立即让心情平静下来。

分担她的任务。多替老婆分担一些照顾宝宝的任务，多留意那些被你忽略掉的、由你老婆默默承担的小事，只要是你能替老婆做的，就尽量接过来。虽然这可能需要你从工作中分点时间出来，但这样老婆会轻松很多，负面情绪也会少一点。

转移她的注意力。陪老婆散步、做些她喜欢的简单运动，等到月子结束，为她做顿大餐也是不错的选择。

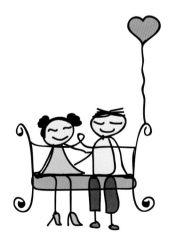

其实，最重要的是多给她肯定，多表达你对她的爱，她最需要的就是你的关心。

从孕期开始适应角色转变

据研究，父性的发展始于宝宝出生后。当你老婆的肚子越来越大，当孩子降生之后，你会越来越有当爸爸的自觉。所以，在老婆怀孕期间，你就可以先做个"见习父亲"，学习一些分娩与育儿的知识，参与到怀孕中，慢慢适应角色的转变。如果你试着跟老婆做以下这些事，不仅能缓解你的紧张，也能帮助你慢慢进入父亲的角色。

建立联系。和老婆建立亲密关系非常容易，你们之间已经建立了亲密联系，不然不会走到今天，但现在需要建立的关系更在于情感层面，比以前要少一些性爱。你们可以讨论下生活的变化对你们双方意味着什么，讨论下宝宝出生后的计划，你们一起怀着小小的梦想，保持积极乐观的心态携手同行。

参与其中。和老婆建立新的亲密联系，可以落实在你的具体行动中。比如参与老婆怀孕的过程：陪老婆做产检、给宝宝做胎教。总之，任何参与到老婆怀孕过程中的具体行动，都能让你们更加亲密。

了解更多。所有的不安都来自于不了解，对你来说也是同样。除了阅读关于生育、父亲角色以及孕妇孕期、坐月子期间生理和心理的书籍（本书算一本），你还可以阅读一些老婆要看的书籍杂志。

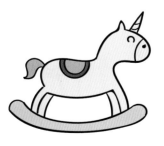

做小游戏。和老婆做点小游戏，比如小测验：你先浏览她的杂志，然后让她考你。你会因此熟悉孕婴方面的术语，并且能够对老婆怀孕这件事认识更深，更有掌控力。

养育孩子，也是在重新审视自己的童年

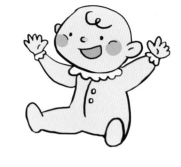

真正成为爸爸了，对一个男人来说意味着很多。你或者会为自己的男人气概而骄傲，或者对自己的王国有新人闯入而感到某种威胁，亦或者在为如何负担养育孩子的费用而不由自主地发愁。

再也没有什么事比做爸爸更能让你回忆起自己还是个孩子时，爸爸是如何对待你的。你会惊讶地发现，所有你以为早已经忘记的场景，此时都一幕幕清晰地浮现在眼前，这是因为你的意识和潜意识都在帮助你面对这样一个事实：你坐上父亲宝座了。

研究发现：人们回顾自己的童年时代，审视自己与父母的关系，不仅是为了模仿父母的做法，更是为了创造属于自己的育儿方式，虽然这并非易事。而每个人用自己的方式，又会培养出有着新的优点和缺点的下一代。

养育孩子是件难事，需要你和老婆两个人共同完成。为人父母意味着责任，在未来的生活中，责任将成为你们生活的主旋律。

所谓"让老婆把孩子的事情全包了"的旧式思想已经过时了，从孩子一生下来就开始参与带孩子是非常重要的。在宝宝刚出生的头几周，和老婆齐心协力照顾宝宝，慢慢地，你们会感到宝宝表现得很好，你也会越来越有信心——自己完全可以成为一个好爸爸！

分娩当天
产房里的事

准爸爸
该选择剖宫产时别犹豫

准爸爸负责待产准备

对即将分娩的产妇而言，临产前的这段时间非常难熬，她会感到一波一波的阵痛和宫缩，此时，准爸爸要帮她做好后勤工作。除了拿好待产包之外，还有：

当她的拐杖。拐杖也许不是一个恰当的比喻，但是产妇在走动或站着的时候，她需要身体支撑。这种保持站立的"积极分娩"方式可以加速分娩的过程，而且她会感到比一直躺在床上要舒适一些。

给她按摩。按摩能稍微转移一下她的注意力，可以给她做一些背部按摩。如果宫缩十分强烈的话，用大拇指使劲按压她的腰背部，可以帮助她缓解疼痛。

让她坐在健身球上。坐在健身球上轻微弹动可以促进胎儿在重力的作用下进入产道，并且有助于产妇打开盆腔。为了避免产妇从健身球上摔下来，准爸爸需要扶住她的腰部。

在待产期间，不仅仅是产妇一个人感到惊慌失措，一旦准爸爸真真切切地意识到自己将为人父，也会开始担心，不知道如何度过最后的"关键时刻"，而这种担心随着"关键时刻"的迫近，会像滚雪球一样越滚越大。和医生或护士进行沟通，了解宝宝的健康状况，向他们诉说自己的担忧，然后尽力了解事情的全貌，不仅能缓解产妇的焦虑，还能帮助准爸爸克服内心的担忧。

喊话老公

"如果你不能时刻陪在我身边，那就一定要随时接听我的电话，否则我会因无法联系你而着急。"

保持清醒，认清分娩信号

饭量增加。产妇到了临产前2周左右，子宫底会下降，她会感觉到上腹部轻松起来，呼吸也变得比前一阵子舒畅，胃部受压的不适感减轻了许多，饭量也会随之增加。

冲向洗手间。分娩前1周左右，胎儿下降，分娩时先露出的部分已经降到骨盆入口处，产妇会出现下腹部坠胀，甚至感觉膀胱受压迫，她不得不更加频繁地如厕，甚至突然发生腹泻。

见红。这种场景肯定没人愿意看到，但是见红却是产妇分娩的前奏。见红之后，并不需要马上去医院，应该等到规律性宫缩再去。

宫缩和阵痛。一旦出现真宫缩，产妇就能感受出不同。当疼痛达到每6~7分钟1次，1次持续1分钟左右，就应该去医院待产了，因为这正是临产前的标志。

破水。阴道流出羊水，俗称"破水"。这时离宝宝降生已经不远了，要马上去医院待产。

对准爸爸来说，亲眼见到这些信号是件挺震惊的事情，不管怎么样，不要惊慌失措，了解并且掌握分娩信号，减少不必要的紧张、忙乱。

---

tips **一定重点看 在家分娩怎么办**

在产妇开始分娩，而准爸爸无法马上送她去医院的情况下，建议准爸爸做以下事情：

● 立即拨打120，并且要求派急救车过来。告诉接线员有产妇正在分娩，而且身边没有医护人员。这样，急救中心会以紧急事件处理。

● 打电话给产科医生，一般他会尽快赶到。其间，可以与医生保持通话状态，准爸爸需要冷静地向产科医生描述产妇的情况，甚至有可能要在产科医生的指导下协助产妇分娩。

产房外的准爸爸
不要光看手机

如果医院不给陪产或者准爸爸有晕血的症状，那准爸爸就需要在产房外等待。但这并不意味着准爸爸可以光看手机打发时间，至少要做好以下工作：

● 询问家属等候区的位置，并告知家人。

● 找到自动贩卖机或超市的位置，分娩是一个非常漫长的过程，在此期间，产妇和准爸爸都需要补充能量。

● 如果产妇采用无痛分娩或剖宫产分娩，在使用一定剂量麻醉剂时，有可能会出现过敏或麻醉意外。发生这种情况，医生会及时处理，以免发生危险，而此时可能需要准爸爸签字确认。

分娩是有关产妇和宝宝健康与安全的事情，准爸爸绝对不能掉以轻心，提前做好准备是非常必要的。

想一同进产房？别晕倒

如果准爸爸想一起进产房，首先要确定自己不晕血，并且要提前做好心理准备，确保自己对产房中发生的事不会感到恐惧，否则，将会成为产房里最添乱的那个人。对于产妇的"分娩痛"，尽管准爸爸没法感同身受，可还是能够通过一些技巧帮助她度过分娩过程，要知道，准爸爸的陪伴对产妇而言本身就是一种极大的心理安慰。

● 分娩时陪伴产妇，分散她的注意力，一起聊一聊她感兴趣的话题，能有效地缓解分娩过程中的不适。

● 在产妇宫缩时，陪她一起呼吸，帮她调节呼吸的频率和节律。

● 触摸产妇的紧张部位，并指导其放松，反复地表扬鼓励她并讲解进展情况。

● 如果产妇在分娩过程中过于紧张和难受，准爸爸要帮她向医生传达她的感受。

● 用湿毛巾给她擦汗，给她递食物和水。

● 帮她改变姿势，让她感觉更舒服。

● 宝宝出生时，告诉她宝宝的情况。

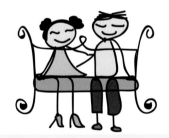

如果准爸爸在分娩过程中成功地扮演了"合作伙伴"角色，其他的男同胞甚至全家人肯定都会以准爸爸为荣的。

	如何帮助产妇缓解疼痛
按摩	在分娩的初期，准爸爸可以用力按压她认为需要的地方，这样能使她的身体释放"感觉良好"的激素，也就是胺多酚
拥抱	抱抱她，告诉她一切都会好起来的，并陪伴在她身边，这样可以缓解她的焦虑。但是要注意，这个方法一开始还能起效，一旦产妇进入"指定区域"，她可能不希望任何人碰她，她会想要集中注意力，赶紧完成分娩，把宝宝生下来
安慰	说一些安慰的话，鼓励她呻吟、呜咽或者尖叫，只要她觉得能够减轻疼痛就行。研究证明，产妇分娩过程中有人在身边不断支持鼓励的话，她能更快、更顺利地完成分娩

顺转剖很常见，
对宝宝影响没那么大

很多女性在分娩前由于担心分娩痛，都会面临这样的烦恼：选择顺产（也就是自然分娩）还是剖宫产？准爸爸要提前了解下这两种分娩方式，帮助正在纠结的产妇做出选择。

顺产不仅有利于产妇，更有利于宝宝。选择顺产的女性，分娩后身体恢复快，而且还容易下奶，宝宝免疫力也会很强，患病的概率会很低。但如果医生建议她选择剖宫产，也不用担心，不论哪种分娩方式，适合的才是最重要的。

需要说明的是，如果是头胎经过试产后出现难产而改剖宫产的产妇，再次生孩子时宫口可能会开得快一些；但如果第一胎连试产都不试，便直接选择剖宫产的话，那么在生二胎时，子宫颈口就还是相当于初产妇的状态，产程时间会较长。

出产房时，
第一时间关注新妈妈

宝宝终于出生了！此刻新爸爸的心情会十分凌乱，一方面感到如释重负，另一方面还在担心新妈妈的健康。所以即使此刻新爸爸表现得手足无措，也是可以理解的。那么在这里，给茫然无措不知该做些什么的新爸爸一些提示。

当筋疲力尽的新妈妈被护士从产房推出来时，无论生男生女，新爸爸都别忘了及时地"献殷勤"，表示自己的感激和喜悦。可以送上一束她喜欢的鲜花，或者紧紧地握住她的手，也可以给新妈妈一个拥抱，不论是什么样的方式，只要她能感受到爱意都可以。

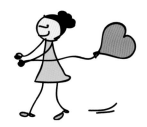

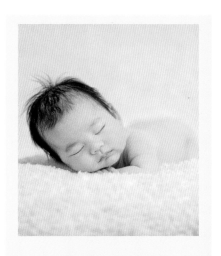

tips 一定重点看

可以给刚出生的
宝宝拍照吗

新爸爸当然可以给刚出生的宝宝拍照，因为这一时刻永远无法重演。为宝宝拍的第一组照片可能会被珍藏在家庭相册里，日后慢慢品味。不过，现在更大可能是，这些照片会被发到朋友圈或微博，供所有亲戚朋友欣赏，也是新爸爸将喜讯通知大家的一种途径。

给新生儿拍照，最好等新妈妈给宝宝喂完母乳之后再拍照，不要开闪光灯，也不可强光直接照射宝宝面部。

顺产妈妈
使把劲儿，千万不能睡

Mom

提前学习3个产程用力方法

对于去健身房做过器械运动的人来说，他们会知道，应该先深呼吸，给予肌肉和血液充分的氧气，然后再用力呼气，这样举器械时会更有力，产妇用力分娩时呼吸也同样重要。

顺产的过程从规律的子宫收缩开始，到宝宝胎盘娩出为止。一般来说，分娩要经历3个产程。顺产妈妈实施拉梅兹呼吸法，可使分娩过程进行得更加顺利。

3个产程准备不同饮食

在产妇分娩时，有人（这里最好是准爸爸）在一旁提醒她注意呼吸时的方式是非常实用的，同时，也要保证她能够及时补充能量，特别是喝到足够的水。因为产房里的温度加上分娩，都会让产妇感到很热，这种温度上的安排，也是为了保证新生儿出生后，能够处在他们一直习惯的"子宫环境"内。但这样的环境会让产妇脱水，有口渴难耐的感觉，所以要不断补充水分。

除了补充水分，在3个产程还要分别为产妇准备以下食物来为她补充能量。

第1产程，吃些半流质或软烂的食物，如粥、牛奶、鸡蛋面等，尽量保证进食以确保有足够的精力来承担分娩重任，每2~4小时主动排尿1次。

第2产程，宫缩间隙，要休息、放松、喝点水，准备下次用力。

第3产程，分娩结束后2小时内，产妇应卧床休息，进食半流质食物以补充消耗的能量。

喊话老公

"*如果生宝宝过程中我崩溃大喊'我不要生了'，你要保持冷静，拉着我的手，给我鼓励。*"

产程	使用阶段	使用时间	方法
第1产程	第1阶段	分娩开始时, 宫口开3厘米, 子宫每5~20分钟收缩一次, 每次持续30~60秒	用鼻子深深吸一口气, 随着子宫收缩开始吸气、吐气, 反复进行, 直到阵痛停止, 恢复正常呼吸
	第2阶段	宫口开至3~7厘米, 子宫每2~4分钟收缩一次, 每次持续20~60秒	用嘴吸入一小口空气, 保持轻浅呼吸, 让吸入及吐出的气量相等, 完全用嘴呼吸, 保持呼吸高位在喉咙, 就像发出"嘻嘻"的声音。当子宫收缩强烈时, 需要加快呼吸, 反之就减慢
	第3阶段	宫口开至7~10厘米, 子宫每60~90秒钟收缩一次, 每次持续45~90秒	将空气排出后, 深吸一口气, 接着快速做4~6次的短呼气, 感觉就像在吹气球, 比"嘻嘻"轻浅式呼吸还要更浅, 也可以根据子宫收缩的程度调节速度
第2产程	第4阶段	第2产程的最后阶段, 产妇想用力将宝宝从产道送出, 但是医生会要求不要用力, 以免阴道撕裂	阵痛开始, 先深吸一口气, 接着短而有力地哈气, 如浅吐1、2、3、4次, 接着大大地吐出所有的"气"
	第5阶段	宫口全开, 即将见到宝宝头部, 产妇要长长吸一口气, 然后憋气, 马上用力	下巴前缩, 略抬头, 用力使肺部的空气压向下腹部, 完全放松骨盆肌肉。需要换气时, 保持原有姿势, 马上把气呼出, 同时马上吸满一口气, 继续憋气和用力, 直到宝宝娩出。每次练习时, 至少要持续60秒用力
	第6阶段	胎宝宝出生	不要向腹部用力了, 要短促地呼吸
第3产程	第7阶段	胎盘娩出	正常呼吸

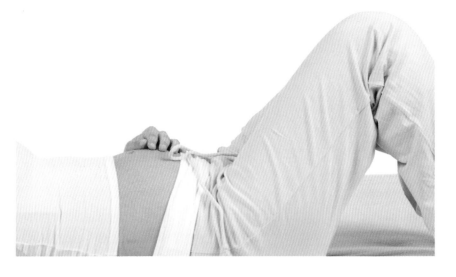

什么情况下需要侧切

首先，有必要了解一下什么是"会阴侧切"。由于有些胎宝宝头较大，医生在通过狭小的会阴时，会造成会阴撕裂。为了避免这种会阴的损伤，医生在接生时就会采取"会阴侧切"的方法——对会阴部进行局部麻醉，然后进行切割，使会阴形成整齐的伤口，从而使产道开口变大。这个伤口在分娩后便于缝合，有利于愈合。

不是每个女性分娩时都需要侧切，当宝宝中等大小，产妇会阴条件好、具有很好的弹性和延展性、没有炎症时，就不需要侧切。但如果产妇有以下情况，医生可能要采取"会阴侧切"的方法：

- 产妇会阴弹性差、阴道口狭小或会阴部有炎症、水肿等情况。
- 胎宝宝较大，胎头位置不正。
- 子宫口已开全，胎头较低，但是胎宝宝有明显的缺氧现象。
- 胎宝宝心率有异常变化，或心跳节律不匀，并且羊水浑浊或混有胎便。

如果准爸爸陪进产房，并亲眼看到医生给产妇做"会阴侧切"，一定也会觉得疼，所以警告所有准爸爸，别在产妇刚分娩一两天后纠缠着她过性生活，直接打消这个念头吧！

别让新妈妈立即睡觉

产后，新妈妈的身体非常虚弱，现在大概是她最想立刻睡觉的时刻了，但此时需要新爸爸"残忍"点，提醒新妈妈仍要打起精神才行。因为，只要宝宝一切正常，新妈妈就要尽快和他进行"肌肤接触"。

此刻，正是新妈妈享受与宝宝亲密接触的好时机，拥抱、爱抚这个小生命，让他一直待在妈妈的肚皮上，新妈妈的体温会让宝宝保持温暖。刚出生的宝宝也是有意识和警觉性的，他的本能就是做出爬行动作，甚至会推动自己向妈妈的乳房移动，找到一侧乳房，用舌头舔、用嘴巴含，最终衔住乳头开始吸吮。新出生的宝宝会保持警醒大约1小时，这给了新妈妈和宝宝宝贵的练习时间，然后宝宝会睡很长时间。之后，新妈妈就可以打个盹儿了。

🍽 产后饮食推荐

选择顺产的新妈妈，分娩过后会感到饥肠辘辘，但疼痛会降低她进食的欲望，胃肠功能也在初步的调整中。此时，新妈妈的饮食要以清淡为主，最好能给她喝一些滋补、可口、不油腻的汤、面、粥等。

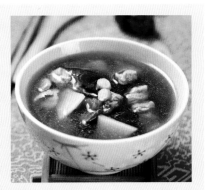

黄芪红枣汤　⏱120分钟

原料：羊肉200克，黄芪15克，红枣5颗，红糖20克，姜片、盐各适量。

做法：①羊肉洗净，切成小块，放在沸水锅中略煮一下去掉血沫，捞出；红枣洗净备用。②将羊肉块、黄芪、红枣、姜片和红糖一同放入锅内，加清水，用大火煮沸。③转小火慢炖至羊肉软烂，出锅前加盐调味即可。

功效　这道汤能够补充体力，还有安神的功效，对于减少产后恶露也有一定作用。

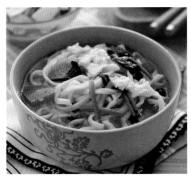

番茄菠菜面　⏱20分钟

原料：番茄、菠菜各50克，面条100克，鸡蛋1个，盐、植物油各适量。

做法：①鸡蛋打匀成蛋液；菠菜洗净，焯水后切段；番茄洗净，切块。②油锅烧热，放入番茄块煸出汤汁，加水烧沸，放入面条，煮熟。③将蛋液、菠菜段放入锅内，用大火再次煮开，出锅时加盐调味即可。

功效　番茄酸酸甜甜的口感，可增进食欲，软烂的面条养胃易消化。

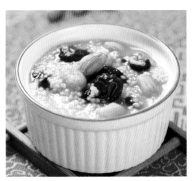

花生红枣小米粥　⏱40分钟

原料：小米100克，花生50克，红枣8颗。

做法：①小米、花生洗净，用清水浸泡30分钟。②红枣洗净，去掉枣核。③小米、花生、红枣一同放入锅中，加清水以大火煮沸，转小火将小米、花生煮至完全熟透即可。

功效　花生和红枣搭配食用，可以补虚益血，有助于调养新妈妈的体质，帮她恢复体力。

剖宫产妈妈
你很棒，需要剖就剖吧

Mom

剖宫产不是妈妈的问题，只是为了母婴安全

也有很多产妇可能会选择剖宫产，虽然这种分娩方式可能会增加大出血或麻醉的危险，而且产后恢复也比顺产的产妇慢。但相对于顺产，剖宫产可以让她不必经历分娩阵痛，也不会出现产道裂伤，没有难产的忧虑。

如果顺产对产妇或胎儿有风险的话（比如怀有双胞胎或多胞胎，在这种情况下，剖宫产相对安全些），产科医生可能会出于多种考虑而建议她进行剖宫产。

还有部分产妇可能需要进行紧急剖宫产，比如胎儿窘迫、脐带脱落、脐带绕颈或子宫颈开口过小。如果产妇好几个小时都无法通过顺产将胎儿娩出，剖宫产是最后的手段。也许她不愿意用这种分娩方式，但医护人员一般会建议进行剖宫产。此时，准爸爸要安慰她："你已经很棒了！这是为了你和宝宝的安全着想。"

如果产妇有下列情况，则必须选择剖宫产：

- 35岁以上的高龄初产妇，同时诊断出妊娠合并症者。
- 骨盆狭小或畸形，不利于自然分娩。
- 产道不利于分娩，有炎症、病变或畸形等情况。
- 胎宝宝胎位异常，有前置胎盘或者体重过重的情况。
- 子宫有瘢痕，或者有产前出血症状。

喊话老公

> **"即使分娩的过程让你感到十分害怕，也请尽量保持镇静，看到你害怕的样子我会担心。"**

术前4小时，
叮嘱准妈妈别吃东西

一般来说，剖宫产手术10分钟就可以完成，但术前准备工作、术后调整工作，花费的时间要远远长过手术时间，在饮食方面尤为明显。进行剖宫产的话，产妇就要接受硬膜外麻醉，而麻醉的并发症就是呕吐和反流。术中呕吐、反流时，很容易使胃容物进入气管内，引起机械性气道阻塞，影响产妇和胎儿的健康。所以，进行剖宫产的产妇，在手术前至少要提前4小时禁食。

另外，剖宫产产妇由于手术中肠管受到刺激而使肠道功能受损，导致肠蠕动变慢，肠腔内出现积气现象，术后会有腹胀感，马上进食会造成便秘。因此，产妇在术后6小时之内不宜进食。术后6小时之后，可以让她喝一点温开水，以刺激肠蠕动，达到促进排气、减少腹胀的目的。排气之后，就可以进食流质食物。

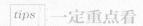

tips 一定重点看

剖宫产新妈妈的
第一次哺乳

忍住疼痛多翻身，是帮助剖宫产新妈妈尽快排气、恢复身体的一大秘诀。在家人的帮助下多做翻身动作，能让麻痹的肠道蠕动功能尽快恢复，从而使肠道内的气体尽早排出，可以解除腹胀，还可避免引起肠粘连。

剖宫产新妈妈同样也可将最珍贵的初乳喂给宝宝。宝宝的吸吮还可以促进子宫收缩，减少子宫出血，使伤口尽快复原。剖宫产新妈妈可以让新爸爸或护士把宝宝放到床边，侧躺着哺乳。

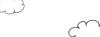

术后6小时，
拿掉枕头平躺

剖宫产可以令分娩时间大幅度缩短，让产妇不必忍受一连几个小时的痛苦，很快就能把宝宝抱在怀里。但术后，她有相当长的一段时间要继续忍受疼痛的折磨，必须卧床休息，所以，新爸爸的任务就变得繁重起来。除了照看新生儿，还要照顾好躺在床上的新妈妈。首先，就是要为她调整好睡姿。

术后6小时内，新妈妈回到病房，需要头偏向一侧、去枕平卧6个小时。因为大多数剖宫产选用硬膜外麻醉，头偏向一侧可以预防误吸呕吐物，去枕平卧则可以预防头痛。

术后6小时后，可以给新妈妈垫上枕头，进行翻身，变换不同的体位。采取半卧位的姿势比平卧更有好处，可以减轻对伤口的震动和牵拉痛。同时，半卧位还可使子宫腔内的积血排出。半卧位的程度，一般使身体和床呈20°~30°为宜，可用摇床，或垫上被褥。

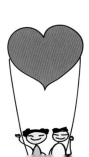

术后24小时，别让新妈妈下床

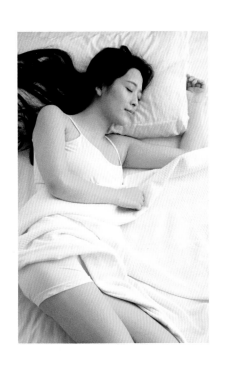

要知道，对于刚刚进行了一个大手术的女性来说，她需要大量时间进行休息和恢复。无论采用的是局部麻醉还是全身麻醉，手术后24小时内她都应卧床休息。每隔3~4小时，要帮助她翻一次身，以免局部压出褥疮。另外，要保持环境安静、清洁，注意及时更换消毒软纸。

剖宫产手术后，护士会在新妈妈的腹部压一个沙袋，以减少腹部伤口渗血。之后护士会按规定，每隔一段时间为她检查伤口、量血压、测脉搏、量体温。在新妈妈卧床休息的这段时间，新爸爸要帮助她持续压迫放置于伤口的沙袋，一般需要压6个小时，以减少和防止刀口及深层组织渗血。

从剖宫产术后恢复知觉起，新妈妈就应该进行肢体活动，术后24小时后要练习翻身、坐起，并下床慢慢活动，这样能增强胃肠蠕动，帮助尽早排气，还可预防肠粘连。麻醉消失后，上下肢肌肉可做些收放动作，拔出导管后，要让新妈妈尽早下床，动作要循序渐进，可以先在床上坐一会儿，再在床边坐一会儿，然后下床站一会儿，再开始溜达，这一切都需要在新爸爸或家人的帮助下完成。如果实在不能站立，也要在床上坐一会儿，这样有利于防止内脏器官的粘连。

提醒一点，在新妈妈下床活动前，她可以用收腹带（医用）绑住腹部，这样，走动时就会减轻因为震动而引起的伤口疼痛。

---

tips 一定重点看 **密切关注新妈妈阴道出血量**

合格的新爸爸一定知道，要给刚刚经历分娩的新妈妈更多关注和照料。剖宫产时，新妈妈子宫出血会较多，新爸爸要在手术后24小时内密切关注新妈妈的阴道出血量，如发现超过正常的月经量（关于这一点，如果不知道，一定要多询问新妈妈），及时通知医生。另外，当新妈妈咳嗽、恶心、呕吐时，帮她压住伤口两侧，防止缝线断裂。

🍽 产后饮食推荐

剖宫产给新妈妈带来伤口，同时产后腹内压突然减轻，腹肌松弛，肠蠕动缓慢。因此，在饮食安排上应以流食为主。可根据新妈妈的体质，逐渐将饮食由流质改为半流质，如汤、稠粥、面条等。

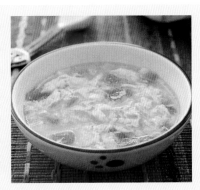

番茄鸡蛋汤　⏱20分钟

原料：番茄2个，鸡蛋1个，盐、植物油各适量。

做法：①番茄洗净，切块；鸡蛋打散。②油锅烧热，放入番茄翻炒至出汤。③加清水煮沸，加入打散的鸡蛋，加盐调味即可。

功效 新妈妈的饮食应以流食为主，番茄鸡蛋汤滋补、可口、不油腻。

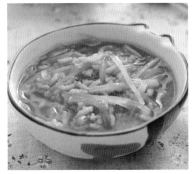

白萝卜粥　⏱60分钟

原料：白萝卜100克，粳米120克，红糖适量。

做法：①白萝卜去皮洗净，切丝；粳米洗净，浸泡30分钟。②锅中放入粳米和适量水，大火烧沸后改小火，熬煮成粥。③待粥煮熟后，放入白萝卜丝，略煮片刻，最后放入红糖，搅拌均匀即可。

功效 白萝卜可促进胃肠蠕动，有助于排除体内废物，剖宫产妈妈在术后6小时后食用，可排气。

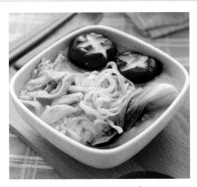

香菇鸡汤面　⏱30分钟

原料：细面条200克，鸡胸肉100克，青菜1棵，鲜香菇2朵，鸡汤、盐各适量。

做法：①鸡胸肉洗净，切片，入锅中加盐煮，煮熟盛出。②青菜洗净，焯水后切断；鲜香菇入油锅略煎；鸡汤加盐调味；面条煮熟。③煮熟的面条盛入碗中，把青菜和鸡胸肉摆在面条上，淋上热鸡汤，再点缀上煎好的香菇。

功效 排气后，新妈妈可以吃点软面条之类的半流食，香菇鸡汤面清淡温热，并且易消化。

宝宝
很高兴见到你

新生儿的发育标准

几乎所有人都会认为，自己看到宝宝第一眼时会兴高采烈、激动不已。但事实上，当护士把宝宝抱到他们面前时，他们多半会一脸惊讶地看着眼前的宝宝，不知道该作何反应，"为什么看起来这么丑"？

宝宝刚出生的时候，小脸和眼睛有点水肿，嘴唇呈粉紫色，他身上的皮肤是灰色、紫色夹杂红色斑片，还裹着一层黏糊糊的白色物质——蜡质的胎儿皮脂。这种"丑"是一种自然现象，是新生儿独有的面貌，简单地说，就是宝宝还没长开。一般来说，宝宝出生48小时以后就会变得好看起来。

在宝宝出生后，他将接受人生第一次体检，这是对宝宝进行成长发育监测的开始。出生后的8小时内，医生和护士会给对他做一次全身检查，主要包括头部、心脏、肺部、臀部、生殖器官、手脚等内容。

新生儿成长发育检测		
项目	男宝宝	女宝宝
身高	48.20~52.80厘米	47.7~52.00厘米
体重	2.90~3.80千克	2.70~3.60千克
平均坐高	33.00厘米	32.00厘米
平均头围	34.00厘米	33.50厘米
平均胸围	32.08厘米	32.07厘米
乳腺结节	大于4毫米，平均7毫米	

新生儿的特有现象

面对稚嫩的小生命，新手爸妈可能会感到手足无措，尤其是面对宝宝做出一些令人难以理解的怪表情，如皱眉、咧嘴、咂嘴等。其实这是新生儿的原始反射，别过于大惊小怪，也别急着大声喊"快来看看这是什么情况"，先了解一下新生宝宝还有哪些特有现象。

呼吸不规则。刚出生的宝宝以腹式呼吸为主，呼吸很浅，且呼吸频率忽快忽慢，呼吸时可观察到宝宝腹部的起伏，节律常不一致，每分钟40~60次，一般2周后会逐渐稳定。但如果呼吸超过60次/分钟，就要赶紧找医生了。

斜视和眼球颤动。新生儿的眼球运动还不能很好地协调，有时会看到两个黑眼珠不向同一方向移动，这种情况叫斜视。有的新生儿黑眼珠会上下或左右颤动，医学上叫眼球颤动。这两种情况在新生儿时期是正常现象，2~4周后会自行消失。

青灰色"胎记"。看到刚出生的宝宝身上有胎记的时候，不免有点揪心，不知道新生儿胎记对身体是不是有影响。一般情况下，正常新生儿的腰骶部、臀部及背部等处可见大小不等、形态不规则、不高出表皮的大块青灰色"胎记"，这是由于特殊的色素细胞沉积形成的。大多在4岁时就会慢慢消失，有时会稍迟。

"马牙"。新生儿的软腭中线和齿龈切缘上有黄白色小斑点（即俗称的"马牙"），是上皮细胞堆积或黏液腺分泌物堆积所致，于出生后数周至数月会自行消失。

"螳螂嘴"。在新生儿口腔两边颊黏膜处会较明显地鼓起如药丸大小的东西，通常被称为"螳螂嘴"，其实它是颊黏膜下的脂肪垫。这层脂肪垫是每个正常新生儿所具有的，它不仅不会妨碍新生儿吸奶，反而有助于新生儿吸吮，属于新生儿的正常生理现象。

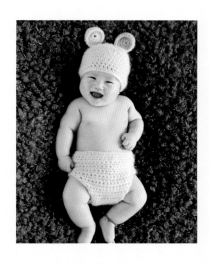

tips　**一定重点看**

用正确方法抱起宝宝

初为人父人母，第一次把宝宝抱在怀里的时候，也许大脑一片空白，不知道该说什么，但这一刻显得尤为有意义，因为你们能真真切切地感受到自己的宝宝在怀里。新生宝宝由于头部控制力及脊柱、腰腹部力量不够，在抱的时候，要一只手用上臂环绕托住宝宝的头和脖子，另一只手从下方托住宝宝的屁股和脚，注意将宝宝的头和手放在合适的位置，关键是托住宝宝的头和躯干。

与生俱来的能力

如果要问宝宝有什么与生俱来的能力？"从出生的那一刻起，他就具备了一瞬间让你和老婆情感决堤、毫无招架之力的神奇能力"应该是一种感性的答案。事实上，新生宝宝简直就是一个身体里蕴藏着巨大能量的"小超人"——他所有的感官都已经发育完好。

视觉	宝宝一出生就能感觉到光的存在，在光线适度的情况下会睁开眼睛，能看到20~30厘米距离内的物品，尤其是妈妈的笑脸、强烈对比的颜色、差别鲜明的影像等，这些都会引起宝宝的目光漂移，偶尔也出现内斜视
听觉	新生宝宝的听觉已经相当灵敏，因为在胎内早已听惯妈妈平时讲话的声音以及妈妈主动脉搏动声的节律，所以在喝母乳时会比较安静，并从妈妈那里感受到亲切感和安全感。而当新生宝宝哭闹时，只要妈妈发出呼唤，宝宝即能安静，换了不熟悉的呼唤声就没有同样的效果。 新生宝宝还能区分声音的高低和声音的持续时间，平均出生58小时的新生宝宝已能区分200赫和1000赫的声音
嗅觉	新生宝宝出生时嗅觉发育已经很敏感，哺乳时，新生宝宝闻到乳汁的香味就会积极地寻找乳头
味觉	新生宝宝的味觉已经发育得很完善，对不同的味觉能产生不同的反应。出生仅2个小时就能对味觉进行分辨，对微甜的糖水表示愉快，对柠檬汁的酸味表示痛苦、难以接受。出生最初几天，女婴比男婴更喜欢甜味
触觉	新生宝宝的触觉有高度的灵敏性，尤其在眼、前额、口周、手掌、足底等部位
先天反射	新生宝宝已具备了觅食、吸吮、握持、踏步、自我保护等先天反射本领。新生宝宝两手握拳很紧，在俯卧位时能抬头1~2秒钟，已有反射性的匍匐动作。扶新生宝宝直立时，宝宝两下肢稍能负重，并出现踏步反射及立足反射，这些反射是早期婴儿特有的，大部分先天反射在宝宝长至三四个月后即会消失，如延缓则说明宝宝大脑发育可能出现了问题

第一时间和宝宝肌肤接触

只要宝宝通过简单的检测，显示一切正常，新爸爸和新妈妈就应该尽快跟他进行"肌肤接触"。通常来说，新妈妈会先新爸爸一步，用母乳喂养的方式培养他们的母子/母女情。宝宝趴在妈妈身上吃奶的行为，也就是他与妈妈进行肌肤与肌肤的接触——蠕动、爬行、舌头舔舔妈妈的肌肤或者乳房。在这过程中，新妈妈基本上不会感觉疼痛，对她而言，主要任务已经完成，她现在一心只想把这个刚出生的小生命搂在怀里，真是怀孕以来最好的时刻！而宝宝的这些行为还能激发女性母亲的本能，可以让她产奶的激素快速运转，是最理想的开奶方式。

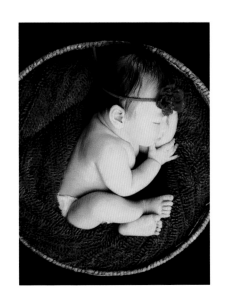

当然，新爸爸也要同宝宝进行"肌肤接触"——尽可能地多抱抱他。研究发现，爸爸同宝宝进行肌肤接触，可以使得宝宝更加安静。如果新妈妈因为刚刚经历了剖宫产而无法在第一时间抱宝宝，新爸爸更应该尽早抱起宝宝。而且，宝宝如果由爸爸先抱过再交到妈妈怀里，他会更愿意吃奶，因为小家伙在爸爸怀里、贴在爸爸胸前，会主动找奶，但会"求而不得"。当他进入妈妈怀抱时，由于突然有奶吃，便会非常高兴！

---

tips 一定重点看 　　　　**宝宝是最好的开奶师**

最佳开奶时期是产后第一时间的母婴肌肤接触与哺乳，新生儿的吸吮可以有效促进新妈妈神经垂体分泌催产素和腺垂体分泌催乳素，刺激乳汁早分泌。想要开奶的新妈妈最有效的办法就是增加宝宝的吸吮频率和吸吮时间。产后前几天，每天正确有效哺乳10次以上可以为迎接第一次乳房肿胀打下良好的基础。利用前几天松软时期的乳房跟宝宝进行哺乳的磨合，宝宝才会更加有效地吸吮，也能帮助妈妈缓解胀痛。

顺利喝到初乳

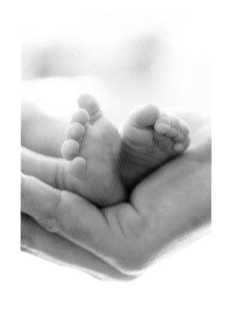

理论上，初乳是指产后前7天的母乳。对于新生儿来说，初乳就是第一针"预防针"，初乳内的诸多营养物质都是促进宝宝成长、保护宝宝生命健康的重要元素。

初乳的浓度很高，含有抗体、丰富的蛋白质、牛磺酸、较低的脂肪以及宝宝所需要的各种酶类、碳水化合物等，这些是其他任何食品都无法提供的。而且初乳中的免疫物质可以覆盖在宝宝未成熟的肠道表面，阻止细菌、病毒的附着，对新生儿机体免疫力有增强作用，可预防新生儿感染。

初乳分泌量虽少，但每一滴都是精华，对正常宝宝来说是足够了。初乳颜色有很多种，有些是清水样，有些是金黄色，也有些是铁锈色，甚至也有黑色等，无论何种颜色，只要不是新妈妈吃特殊的药物所致，都是最适合宝宝最初营养的乳汁。

早接触、早开奶、早吸吮，就是提倡分娩后马上让新生儿吸吮乳头，这样才可以将初乳的每一滴都吸进肚子里。而吃了全部初乳的新生儿，身体抵抗力会强于不吃初乳的宝宝。

不同时期乳汁和营养成分

初乳（产后7天内）	含有热量和磷酸钙、氯化钙等营养，并含有丰富的免疫物质
过渡乳（7~10天）	所含蛋白质逐渐减少，脂肪和乳糖含量逐渐增加，是初乳向成熟乳的过渡
成熟乳（11天~9个月）	成熟乳中的蛋白质含量虽较初乳少，但各种蛋白质成分比例适当，脂肪和碳水化合物以及维生素、矿物质丰富，并含有帮助消化的酶类和免疫物质
晚乳（10个月以上）	此时母乳的量和乳汁的各种营养成分均有下降，但是较配方奶有营养，如果妈妈有乳汁，可坚持母乳喂养，但是要注意添加其他辅食

新生儿的睡眠

宝宝的睡眠问题一直困扰着许多父母，他会因为饥饿、身体不适甚至感到孤单等原因在夜间频繁醒来。在宝宝形成自己的睡眠规律之前，新手爸妈将体验一段每夜被啼哭吵醒的痛苦时光。

宝宝出生前2周，就像个小猪，除了吃奶基本都在睡觉，醒的时间不多。而且，大多数宝宝很容易喝着奶就睡着了。而3、4周的宝宝每天会睡16~18个小时，每次睡眠时间最长也就4~5个小时。

充足的睡眠时间和优质的睡眠质量，对促进宝宝的生长发育、智力发育和增加抗病能力都有帮助。当你哄宝宝睡觉时，请注意：

- 为了避免宝宝在睡眠中感到饥饿，睡前半小时应让宝宝吃饱。

- 睡前不要让宝宝太兴奋，特别是晚上，不要大声逗笑宝宝。

- 在哄宝宝睡觉前，给他洗个热水澡或擦拭身体，换上舒适的睡衣、干净的尿布或纸尿裤。

- 不要在喧闹、嘈杂以及开着电视的房间里哄宝宝睡觉，这只会使他不愿意睡觉或难以睡觉。

- 室温要适中，保持在16~23℃，室温过高或过低，都会使宝宝不舒服而不能很快进入睡梦中。

- 宝宝睡觉的房间，灯光最好要亮度小点，或者关闭房间里的灯并拉上窗帘。

- 音乐可以促进宝宝睡眠，可以适当放些轻缓的催眠曲，或者哼首歌谣，帮助宝宝进入睡眠的状态。

tips 一定重点看

培养一个良好睡眠者的秘密

婴儿喜欢前后一致。如果让宝宝每天晚上在同一时间睡觉，他会很快学习什么时候睡觉，建议在晚上7~8点之间设置一个就寝时间。如果等待很久，他就可能因哭闹、太累、不安而不容易入睡。他揉眼睛？拉耳朵？或比正常更烦躁吗？如果发现这些或其他嗜睡症状，试着把他放下，让他入睡。即使是新手爸妈，很快也会对宝宝的日常节奏和模式产生第六感，当他准备打盹时你会本能地知道。

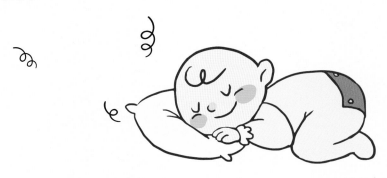

坐好月子，
产后恢复好

产后第1天
下床动一动，才能恢复快

恢复路上可能遇到的烦恼：生产痛　哺乳不顺

MOM 及早下床活动有助身体恢复

前一秒还沉浸在当上爸妈的喜悦中，下一秒你们可能就要体会为人父母的辛苦。新爸爸还没学会怎么照顾宝宝，就因眼前这个又哭又闹的小家伙，束手无策，手忙脚乱。而新妈妈，却被要求必须待在床上。

你也许听说过：月子期间不能下床，但假想一下，一天坐在床上动也不动，能不能坐得住，会不会感觉腿胀胀的，浑身不舒服？更何况月子有42天！下床活动还是必需的，不过需要提醒新妈妈动作要轻微，而且顺产妈妈和剖宫产妈妈需要根据身体情况，选择合适的下床时间。

顺产妈妈： 产后6~8小时，就可以扶新妈妈下床活动了，5~10分钟就可以。刚起身时，新妈妈可能会因为长时间没动，或者产后虚弱，有一点点眩晕感，先让她起身坐一会儿，没有不适感再下床。如果生产中，新妈妈的会阴撕裂或侧切了，那么应坚持8~12小时以后才能活动，为了避免将缝合的伤口撕开，一定要扶着她慢慢来。

剖宫产妈妈： 因为动了手术，新妈妈要卧床24小时充足休息才行，到了第2天可以让她翻翻身或扶着床边走走，每天坚持3~4次。刚开始，新妈妈可能会因为疼痛不想动，为了她的健康，你要尽力帮助她、鼓励她，长时间不动会让内脏器官粘连，且不利于排气。如果新妈妈实在疼得厉害，扶她在床上坐一会儿也是好的，慢慢来。

喊话老公

"也许产后第一天，你就能感受到我的暴躁。记住这只是疼出来的，你要理解。"

M♥M 哺乳姿势不对，妈妈和宝宝都辛苦

在喂奶的过程中，妈妈看着宝宝的眼睛，享受属于母子俩的亲密宁静时光，这是多么快乐的一件事。对许多新妈妈来说，给宝宝喂奶并非容易的事。刚刚开奶，奶量不多，也没能正确掌握哺乳的姿势。所以在这里，介绍几种常见的哺乳姿势，新妈妈可以从中找到最适合自己的哺乳姿势。

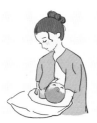

1 摇篮式。 妈妈坐在床上或椅子上，用一只手臂的肘关节内侧支撑住宝宝的头，让他的腹部紧贴住妈妈的身体，用另一只手托着乳房，将乳头和大部分乳晕送到宝宝口中。

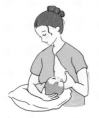

2 交叉摇篮式。 交叉摇篮式和传统的摇篮式看似一样，其实是有区别的。当宝宝吮吸左侧乳房时，是躺在妈妈右胳膊上的。

3 鞍马式。 宝宝骑坐在妈妈的大腿上，面向妈妈，妈妈用一只手扶住宝宝，另一只手托住自己的乳房。

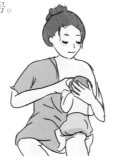

4 半卧式。 把宝宝抱在怀中，一只手托住宝宝背部和臀部，另一只手帮助宝宝吃奶。

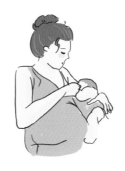

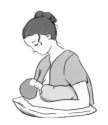

5 橄榄球式。 让宝宝躺在枕头上，将宝宝置于手臂下，用前臂支撑宝宝的背，让颈和头枕在妈妈的手上，使其头部靠近妈妈的胸部。

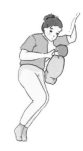

6 侧卧式。 妈妈先侧躺，头枕在枕头上。然后让宝宝在面向妈妈的一方侧躺，让他的嘴和妈妈的乳头成一直线，用手托着乳房，送到宝宝口中。

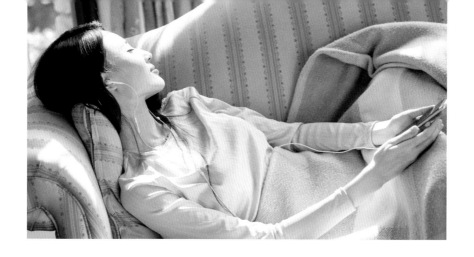

DAD 下奶汤不着急做，恢复伤口最重要

刚生产完的新妈妈，身体不舒服，加上是个哺乳新手，常常不知道怎么喂宝宝，这个时候千万别跟她说：多吃点这个，下奶快！如果听到这些话，新妈妈很容易焦虑，甚至想：又不是奶牛，我身上还疼着呢，就让我催奶。况且，此时新妈妈的身体也不适合大吃大补，吃催乳食物，这主要因为：

● 首先，新妈妈的身体比较虚弱，"虚不受补"，吃滋补类食物往往适得其反；

● 其次，由于胃肠、子宫等内脏还未复原，吃多了反而加重负担，不利于消化吸收和身体恢复；

● 最后，由于乳汁分泌还没完全畅通，营养太多容易堵塞乳腺，引起急性乳腺炎。

因此给新妈妈准备产后的饮食，要以开胃、排恶露为主，清淡、易消化的食物是首选，不过像黄豆、豆浆这样易产气的食物就别出现在餐桌上了。

DAD 爸爸保持警觉，随时响应妈妈需求

新妈妈现在身体虚弱，这时候正是爸爸表现的大好机会，现在好好照顾老婆、看护宝宝，足以换得老婆月子里的好心情，爸爸的日子也会舒心很多。

随叫随到。 都是第一次当爸爸、妈妈，难免手忙脚乱，爸爸陪在妈妈身边，递递毛巾、水杯或别的需要的东西，都是很好的帮助。尤其是晚上，宝宝需要吃夜奶、换尿布，妈妈几乎睡不了整觉，如果这时爸爸只是自己呼呼大睡，对他们的需求一无所知，妈妈不高兴也就很好理解了。作为爸爸，可以主动承担起换尿布的责任，减轻妈妈的压力。

协助母乳喂养。 虽然母乳喂养的重要执行人是新妈妈，但爸爸的帮助也至关重要。妈妈哺喂宝宝时，爸爸可以在旁边鼓励，如果宝宝吃奶时哭了，爸爸也可以抱起宝宝哄一哄。新妈妈和宝宝一定能感受到爸爸给予的信心和情感。

BABY 吃没吃饱，便便会告诉你

母乳喂养的另一个问题，就是根本不知道宝宝吃了多少奶，也没有什么好方法能计算出，毕竟妈妈的乳房不像奶瓶一样有刻度。刚出生的宝宝胃容量很小，几滴初乳完全可以满足宝宝的需求。随着宝宝的长大，胃容量有所增加，但是变化并不是那么迅速。而且宝宝也像大人一样有大小餐之分，不会每一餐都相同又十分精准。

一开始，新妈妈需要让宝宝充分刺激和吸吮两边乳房，随着宝宝的长大，可能她的一侧乳房就可以满足宝宝的需求。有时候，宝宝可能胃口大开，吃掉两只乳房的奶量；有时候，一只乳房都无法被宝宝吃软。

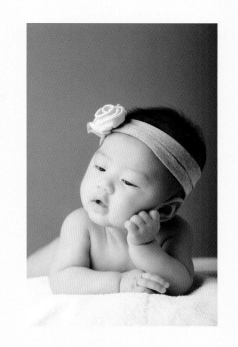

那么如何知道宝宝的摄入是否充足呢？虽然没有明确的计量方法，但还是可以通过观察——看"出口"，也就是看宝宝的排泄量。

母乳喂养的宝宝，便便呈金黄色，多为均匀糊状，一般1天排便2~5次，但也有的新生儿会1天排便7~8次。出生后一周开始，每天有6次左右小便，有3个一块钱硬币大小的大便量（1天多次，或者几天一次量很多）。随着月龄的增长，次数会减少，2~3个月后会减少到1天1~2次，这些都属于宝宝吃饱了的信号。同时，宝宝的生长发育都处于正常范围内，也说明宝宝吃饱了。

---

tips 一定重点看　　　**关注胎便转变为正常新生儿大便**

新生儿大多会在出生后6~12小时开始排出墨绿色的黏稠大便，"宝宝基本没吃什么东西，怎么会排大便呢？"不必惊讶，其实这是胎便，是由胎儿期肠道内的分泌物、吞咽的羊水以及胎毛、胎脂等在肠道内混合形成的，如24小时不见胎便排出，应注意检查有无消化道畸形。

在宝宝出生48小时后，会排出混合着胎便的乳便，又叫过渡便。2~4天后胎便排尽，转为黄色糊状便，大部分是在新妈妈给宝宝喂奶时排出。

🍽 一日三餐推荐

产后新妈妈身体的疼痛会降低食欲，肠胃功能也在初步调整中。第1天的饮食应以清淡为主，可适当进食谷类、蔬菜、牛奶等。

月子餐1		
🥣 早 餐	（餐前：月子生化汤/粥🌿）枣莲三宝粥＋鸡蛋	
加 餐	紫菜三鲜馄饨	
❀ 中 餐	甜椒面筋＋芋头排骨汤🌿＋米饭	
加 餐	红豆薏米汤	
🌙 晚 餐	双色菜花🌿＋番茄鸡蛋汤＋南瓜饭	
加 餐	百合汤	

月子生化汤/粥　⏱40分钟

原料： 当归、桃仁各15克，川芎6克，黑姜10克，甘草3克，粳米100克，红糖适量。

做法： ①粳米淘洗干净；当归、桃仁、川芎、黑姜、甘草和水以1：10的比例小火煎煮30分钟，去渣取汁。②粳米放锅内，加煎煮好的汁和适量水，熬煮成粥，调入红糖即可。

功效 川芎可促进子宫收缩，桃仁可活血化瘀，黑姜温经散寒，甘草有止痛功效。

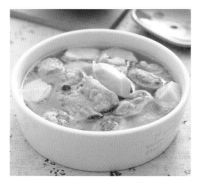

芋头排骨汤　⏱90分钟

原料： 排骨200克，芋头150克，姜片、盐各适量。

做法： ①芋头去皮洗净，切块；排骨洗净，切段，放入热水中烫去血沫后捞出。②将排骨、姜片放入锅中，加清水，用大火煮沸，转中火焖煮15分钟。③拣出姜片，加入芋头和盐，小火慢煮45分钟即可。

功效 排骨有养血生津、补益脏腑功效，适合产后脾胃虚弱的新妈妈。

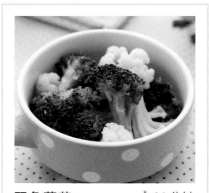

双色菜花　⏱20分钟

原料： 菜花200克，西蓝花200克，盐、水淀粉、植物油各适量。

做法： ①菜花洗净，切块；西蓝花洗净，切块。②将菜花与西蓝花放在开水中焯一下。③油锅烧热，加入菜花与西蓝花翻炒，加盐调味。④用水淀粉勾薄芡即可。

功效 菜花和西蓝花富含维生素和膳食纤维，此菜易消化，可助新妈妈恢复体力。

月子餐2	早 餐	薏米红枣粥♥+鸡蛋
	加 餐	红糖小米粥
	中 餐	什锦蘑菇饭+三丁豆腐羹♥
	加 餐	苹果
	晚 餐	什锦面♥+香油猪肝
	加 餐	牛奶红枣粥

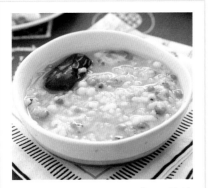

薏米红枣粥　　　⏱30分钟

原料：绿豆、薏米、大米各30克，红枣4颗。

做法：①薏米、绿豆洗净，用清水浸泡；大米洗净；红枣洗净，去核。②将绿豆、薏米、大米、红枣放入锅中，加适量清水，煮至豆烂米熟即可。

功效 薏米非常适合产后身体虚弱的新妈妈食用，还可改善产后水肿。

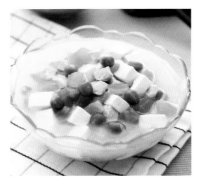

三丁豆腐羹　　　⏱30分钟

原料：豆腐100克，鸡肉50克，番茄1个，豌豆、盐、香油各适量。

做法：①豆腐切块；鸡肉洗净，切丁；番茄洗净，去皮切丁；豌豆洗净。②将豆腐块、鸡肉丁、番茄丁、豌豆放入锅中，大火煮沸后，转小火煮20分钟。③出锅时加入盐，淋上香油即可。

功效 三丁豆腐羹有很好的开胃作用。适合产后食欲不佳的新妈妈。

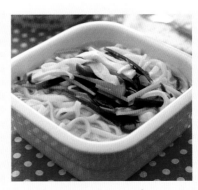

什锦面　　　⏱30分钟

原料：面条100克，鲜香菇、胡萝卜、豆腐、海带各20克，香油、盐各适量。

做法：①鲜香菇、胡萝卜洗净切丝；豆腐切条；海带切丝。②面条放入水中煮熟，放入香菇丝、胡萝卜丝、豆腐条和海带丝稍煮，出锅前加盐调味、淋上香油即可。

功效 什锦面富含多种营养素和膳食纤维，能帮助新妈妈调养身体、补充体力。

Day 2

产后第2天
一切都在适应中

恢复路上可能遇到的烦恼：母乳不足　宝宝便便

M❤M 奶水少，可能只是妈妈觉得少

母爱虽伟大，但很多妈妈还是有可能在不久后放弃哺乳。母乳喂养能否成功，关键就要看宝宝出生后的前几天。在乳汁开始分泌的这几天里，一旦遇到任何问题，妈妈都有可能产生"母乳喂养计划"宣告失败的沮丧心理，她会因此感到无比难过和羞愧，特别是当她认为自己奶水不足的时候。

其实，很多新手妈妈甚至是二胎妈妈都是因为对宝宝的需求判断不准，才会误以为自己奶水不足。比如将宝宝经常哭闹、吃完奶不睡觉、频繁吸吮等情况认为是没有吃饱的象征，其实不一定是这样。大多时候喂养良好的宝宝也可能出现上述表现，与妈妈安抚的技巧和对宝宝需求判断的准确性相关。而且，宝宝并非一出生就有好胃口，出生后的一周即便不怎么喝奶，也不会感到饿。

奶水是否充足最重要的是看宝宝的生长发育状况是否良好，真正由于身体原因导致的母乳不足只占3%左右。所以，一旦怀疑母乳不足，应当尽早找到可靠的专业哺乳指导来综合评估，并且根据不同状况制订最适合当下的喂养计划，实现纯母乳喂养。

如果专业人员的评估结果是奶水不足，那就需要为妈妈追奶，而最根本的追奶处理方式就是增加对乳房的有效刺激。关于这一点，可以继续往下阅读。

喊话老公 **"宝宝一天频繁大小便，看着成堆的纸尿裤真心烦，不过换纸尿裤这项工作应该难不倒你！"**

MⓂM 不请催奶师，照样能有奶

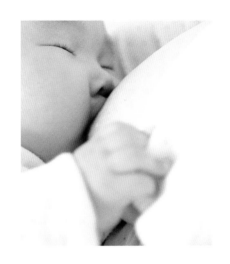

乳房是一对不透明的容器，从外观上只能看出它们的容量，要了解它们内部就不大容易了。在这里，可以做一个有关乳房的生动描述：

如果把女性乳房的泌乳系统比作一棵树，乳腺就是树叶，它们产生的乳汁沿着乳管（树枝）传送，乳管在乳晕下面扩张变宽，形成乳窦（树干），乳汁通过乳窦到达乳头上的开口处（就像树的经脉通向树根部位）。

宝宝的吸吮会刺激乳头神经，使之将信息传送到大脑的脑下垂体，后者产生泌乳素。而泌乳素的激增又会促使乳汁全天候地持续分泌。宝宝继续吸吮，乳头内的感应神经会传送信号给脑下垂体，使之分泌另一种激素——催产素。这种激素会使每个乳腺周围的弹性组织收缩，挤出大量乳汁。

所以，即使没有催奶师，只要让宝宝频繁吸吮，或是经常使用吸奶器吸出乳汁，就会刺激身体制造更多的乳汁。

---

tips 一定重点看　　　　　　　　　　**常见哺乳装备**

走进一家母婴用品店，不论是男性还是女性，都会为如何挑选伤透脑筋，针对哺乳妈妈销售的产品很多，但真正需要的东西并不多。以下是对一些常见产品的建议。

- 哺乳胸罩——非必要。在杯罩处有可开合的"小门"，无须每次喂奶都移开胸罩。
- 乳头吸引器——不常需要。如果妈妈存在乳头扁平或凹陷情况，可用乳头吸引器帮忙。
- 防溢乳垫——视情况而定。是妈妈外出必备的防护，否则漏奶弄湿衣服，会特别尴尬。
- 哺乳衫——非必要。适合在家时穿，当宝宝需要哺乳时，解开衣衫上端的衣扣，就能方便地哺乳。
- 储奶瓶（袋）——视情况而定。是保存母乳的装备，尤其是乳汁富余的妈妈和上班后要背奶的妈妈，几乎每天都要用到。
- 哺乳巾——非必要。方便妈妈在外出时哺乳，起到遮盖的作用，避免尴尬。

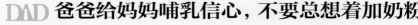 爸爸给妈妈哺乳信心，不要总想着加奶粉

自从宝宝出生后，夫妻之间的话题大多都是围绕宝宝展开的，并会努力去搜集与婴儿喂养有关的信息。正如前文说到，对很多妈妈来说，给宝宝哺乳是件无比困难的事情。如果新妈妈恰恰不太可能做到母乳喂养，并且她的"乳汁供给站"常发生"缺货"情况，不仅是你，她肯定也无数次产生"或许婴儿配方奶也是个不错的选择"的想法。

新爸爸别总说"那就给宝宝喂配方奶吧，我完全能够承担起洗奶瓶的任务"这样的话，相比于是喂配方奶的支持者，新爸爸更应该是新妈妈的坚强后盾，支持她度过这段沮丧难熬的时期，让她觉得并不是一个人在孤军奋战。在母乳喂养的特殊时期，新爸爸为新妈妈做的任何一件小事都能给她极大的鼓励！

● 在新妈妈熟悉母乳喂养之前，她会感到疼痛和沮丧，所以在她努力尝试给宝宝喂奶的时候，新爸爸要鼓励并且安慰她。

● 在新妈妈喂奶的时候，新爸爸要帮助她垫好靠枕以保证姿势舒适，或者帮助她按摩一下肩膀背部以缓解身体上的疲劳。

● 新妈妈哺乳时，新爸爸可以给她提供食物和水，帮她拿她想要的东西，例如手机、纸尿裤等，这样可以让她更轻松更专注地哺乳。

● 新爸爸也可以承担起夜里帮忙换尿布、哄睡的工作，为新妈妈争取更多的休息时间。

● 在哺乳的间歇，尽量让新妈妈休息，由新爸爸负责安抚、照顾宝宝，其实这也正是爸爸和宝宝建立独特关系的时候。

● 新爸爸要及时安慰产生焦躁情绪的新妈妈，缓解她的压力，最好还能承担一些家务。

● 如果新妈妈担心自己的母乳情况，新爸爸要表达自己的支持，和新妈妈讨论哺乳的技巧，一起密切观察宝宝的生长，如果她还是很纠结，可以带她一起寻求医生的帮助。

虽然在这段日子里，新妈妈可能会因为照顾宝宝而忽略新爸爸的一些需求和感受，但是人生很长，不同阶段的关注重点不一样，夫妻需要共同去面对不同时期，在人生路上长久相伴，互相温暖，一起成长。

BABY
哦！宝宝的大小便

大部分新手爸爸可能没有经验，不知道宝宝到底每天大小便几次。一旦宝宝开始正常吃奶，就要做好心理准备——他会在任何人完全没有准备的任何情况下大小便。

母乳喂养的宝宝，一般1天排便2~5次，但也有的新生儿会1天排便7~8次，随着月龄的增长，次数会减少，2~3个月后会减少到1天1~2次；人工喂养的宝宝，每天1~2次为正常；混合喂养的宝宝，一般1天3~4次且量多。

由于新生儿膀胱小，肾脏功能不成熟，每天的排尿次数多，一般出生后4天，1天只排3~4次，大约1周后，随着进水量的增多，每天排尿6次左右，尿量也会增加。

正是由于宝宝大小便的次数太多，爸爸妈妈免不了要在他出生后，为纸尿裤花些钱。而你会发现这个小家伙总在你换纸尿裤的那一瞬间尿尿，这是因为宝宝膀胱附近的空气温度突然骤降，刺激宝宝排尿。不过幸运的是，宝宝的小便不是那么难闻。

BABY
体重怎么下降了

爸爸妈妈总会迫不及待地想看到宝宝在头几天以及头几个星期里发生的变化。不过不管怎么看，小家伙似乎都没什么改变，甚至出现了体重下降的情况，是不是有点焦虑？

新生儿出生2~3天后可能会掉一些体重，这是因为胎便的排出、胎脂的吸收及丧失水分较多，加上新生宝宝吸吮能力弱、吃奶少所导致的。通常情况下，宝宝可能会较刚出生时的体重减轻6%~9%，这是正常的暂时性体重下降，被称为"生理性体重下降"，一般一周以后慢慢恢复正常。

tips 一定重点看

正确应对生理性
体重下降

● 新生儿要适应环境，出生后体重会受到种种因素的影响下降，只要宝宝能吃能睡，等适应外界环境了，体重自然会增加。

● 体重下降分情况，早期体重下降很正常，但如果体重一直在标准之下，就要考虑是否是喂养不当或疾病因素了。

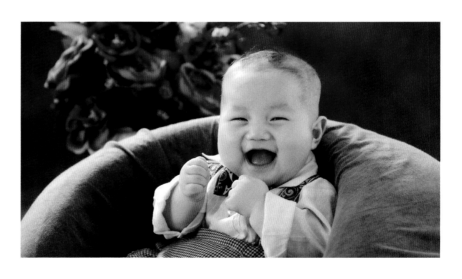

产后第 2 天 一切都在适应中

🍽 一日三餐推荐

老观念认为，月子里要"忌盐"，这是不科学的。"忌盐"不仅会影响食欲，进而影响泌乳，甚至会影响宝宝发育。不过，盐的摄入要适量。

月子餐1		
🍱 早 餐	（餐前：月子生化汤/粥）胡萝卜小米粥♥+鸡蛋
加 餐	紫菜三鲜馄饨
☀ 中 餐	甜椒面筋+土豆炖牛肉♥+米饭
加 餐	红豆薏米汤
🌙 晚 餐	茄汁菜花♥+芦笋鸡丝汤+南瓜饭
加 餐	百合汤

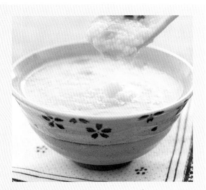

胡萝卜小米粥　　⏱30分钟

原料： 胡萝卜50克，小米30克。

做法： ①胡萝卜洗净，去皮切块；小米洗净，备用。②将胡萝卜块和小米一同放入锅内，加清水大火煮沸。③转小火煮至胡萝卜绵软，小米开花即可。

功效 胡萝卜和小米同煮，可滋阴养血，适合产后调养身体，恢复体力。

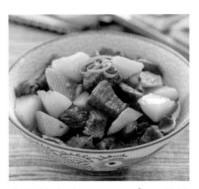

土豆炖牛肉　　⏱60分钟

原料： 牛后腱肉200克，土豆200克，胡萝卜、姜片、生抽、白糖、盐、植物油各适量。

做法： ①牛后腱肉洗净，切块，氽烫去血水，捞出沥水；土豆、胡萝卜洗净，去皮切块。②油锅烧热，爆香姜片，加牛肉炒至变色，倒生抽、白糖炒匀，加土豆、胡萝卜和适量水。③大火煮开，小火煮至熟烂，大火收汤，加盐调味即可。

功效 牛肉富含丰富的蛋白质和铁，适合为产后妈妈修复组织、补充失血。

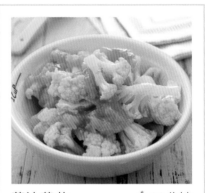

茄汁菜花　　⏱20分钟

原料： 菜花300克，番茄1个，番茄酱、盐、植物油各适量。

做法： ①番茄洗净，去皮切块；菜花洗净，掰成朵，入沸水断生。②油锅烧热，加入番茄酱，翻炒出香味，放入菜花、番茄，翻炒至番茄出汤，大火收汁，加盐调味即可。

功效 番茄健胃消食，润肠通便，可以帮助新妈妈增强体质，提高免疫力。

月子餐2		
早餐	肉末菜粥 ♥ +鸡蛋	
加餐	紫菜蛋花汤	
中餐	菠菜鸡煲 ♥ +清炒鸡毛菜+米饭	
加餐	香蕉	
晚餐	双色菜花+南瓜紫菜鸡蛋汤 ♥ +馒头	
加餐	红豆西米露	

肉末菜粥　🕐40分钟

原料：大米30克，猪肉末20克，青菜、盐、植物油各适量。

做法：①将大米熬成粥；青菜洗净，切碎。②油锅烧热，倒入切碎的青菜，与猪肉末一起炒散。③将猪肉末和青菜放入粥内，加盐调味，稍煮即可。

功效 猪肉能补充分娩流失的铁，肉末菜粥味道鲜美，有助消化吸收。

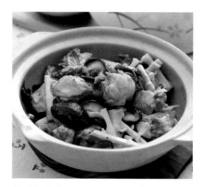

菠菜鸡煲　🕐60分钟

原料：鸡肉200克，菠菜100克，鲜香菇3朵，冬笋、盐、植物油各适量。

做法：①鸡肉洗净，剁块；菠菜洗净，入沸水焯烫；鲜香菇洗净，切块；冬笋洗净，切片。②油锅烧热，下鸡块、香菇翻炒，放冬笋、盐，炒至鸡肉熟烂。③菠菜放在砂锅中铺底，将炒熟的鸡块、冬笋、香菇倒入即可。

功效 菠菜可帮助消化，鸡肉富含优质蛋白质，此菜有滋补消肿作用。

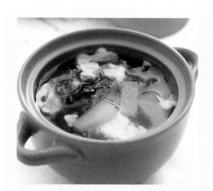

南瓜紫菜鸡蛋汤　🕐20分钟

原料：南瓜100克，鸡蛋1个，紫菜、盐各适量。

做法：①南瓜洗净，切块；紫菜泡发后洗净；鸡蛋打入碗内搅匀。②将南瓜块放入锅内，煮熟透，放入紫菜，煮10分钟，倒入蛋液搅散，加盐调味即可。

功效 紫菜富含钙、铁和碘，可改善新妈妈贫血症状，辅助治疗产后水肿。

产后第3天
经历第一次胀奶

MOM 3~4天才有奶？只是才感受到

怀孕期间，女性的胸部膨胀到了以前从未有过的程度，但这并不意味着她从一开始，就能够给宝宝提供源源不断的奶水。如果她是第一次做妈妈，可能会有产后1~2天没有奶水，产后3~4天奶水才会逐渐增多的感觉。其实，分娩结束之初的几天，乳房肿胀却挤不出奶，并不是真的没有奶，只是腺道未通。产后多久下奶虽然因人而异，但只要妈妈的乳腺组织功能完整，那么乳房就不会耽误产奶。

所以在此之前，不要轻易给宝宝添加配方奶，否则宝宝会丧失吸吮母乳的动力。另外，乳房在缺乏刺激的情况下，乳汁分泌会越来越少，更糟糕的话，新妈妈可能就会出现奶水不足甚至没奶的情况。所以，不管妈妈的下奶时间是早还是晚，只要给宝宝喂奶越频繁，下奶就越快。

MOM 这么做奶如泉涌

产后初期，乳房产生的乳汁不是大量的，新妈妈也很难看到乳汁，但这并不代表没有奶。现吃现产乳汁，对妈妈来讲是最舒服、最健康的一种状况。让宝宝频繁吸吮，或是经常使用吸奶器吸出乳汁，都会刺激身体制造更多的乳汁。

吸空乳房：每次哺乳后要让宝宝充分吸空乳房，这有利于乳汁的再生。

多吸吮，勤吸吮：每天至少坚持让宝宝吸吮6次左右，且吸吮时间越长越好，这是顺利开奶的关键。宝宝吸吮的力量较大，可帮助妈妈按摩乳晕。

两边的乳房都要喂：两边的乳房都要让宝宝吸吮到，新妈妈可以换侧喂。有些宝宝食量较小，吃一侧乳房就饱了，可用吸奶器把前部分比较稀薄的奶水吸掉，让宝宝吃到更浓稠、更富营养的后奶。

喊话老公　　*"各种责任都要由你和我共同承担，不然我得抗议：难道这是我一个人的家吗！"*

M♔M 生理性胀奶疼，别乱揉、热敷

分娩后，女性体内激素发生了"过山车式"的变化（从她的情绪变化中就能感受到它带来的直接影响），从而导致淋巴液回流不畅，再加之她的乳房开始大量泌乳，在产后1周内，新妈妈会经历一段"生理性乳涨期"。在这期间，产生的肿胀一部分是因为胀奶，还有一部分是水肿的肿痛（也就是乳房肿胀，此时不要轻易触碰她的乳房，否则可能会惹怒她）。

"生理性乳涨期"的乳房肿胀一般在持续48~72小时后，会自然消退。而缓解胀奶最合适的做法就是让宝宝频繁、有效吸吮乳房。要注意的是，乳房是一个精密娇嫩的器官，乳腺组织在充盈的状态下也十分脆弱，无法承受外力的摧残。因此，无论是胀奶还是乳房肿胀，都不可热敷、按摩乳房，更不可大力按揉乳房，否则后果不堪设想。

M♔M 浓汤会让奶水少

分娩之后，为了保证宝宝24小时全天候喂奶的奶瓶——妈妈的乳房充满乳汁，新爸爸和家人或许会立刻执行进补计划，让她吃得更好。

营养丰富的汤，如鲫鱼汤、猪蹄汤、排骨汤等，可以为新妈妈补充营养，促进身体早些康复，还能促进乳汁分泌，使宝宝得到充足的母乳。但是，产后不宜立即给新妈妈进补大量的浓汤催乳，因为刚出生的宝宝吃得少，此时分泌乳汁过多容易让奶水瘀积，导致乳房胀痛，反而影响哺乳。另外，浓汤过多的高脂食物会让新妈妈的身体发胖（这无疑将加大日后她想恢复生宝宝之前的身材的难度），宝宝也很难吸收，从而导致消化不良。

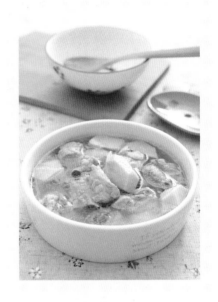

tips 一定重点看

产后喝汤有讲究

● 不要在女性分娩后，立马给她进补下奶的汤汤水水，这些食物必须在开奶后才可以进补。

● 一般在产后一周后喝汤较好，此时比较适宜饮用富含蛋白质、维生素、钙、磷、铁、锌等营养物质的清汤，如瘦肉汤、蔬菜汤、蛋花汤、鲜鱼汤等。

● 要保证汤和菜、肉一块吃，这样才能真正摄取到营养。

DAD
爸爸提前收拾好家，带妈妈、宝宝出院

当医生满意宝宝的表现，新妈妈也有精力下床的时候（如果是顺产的情况），新爸爸就可以准备带他们回家了。不过回家之前，新爸爸得把家里收拾得干净点，"产后抑郁"可是说来就来的，千万要避开那些惹新妈妈不开心的事。

建议新爸爸去花店给新妈妈买束鲜花摆放在家里，这无疑会让新妈妈的心情变好，至于是买红玫瑰还是康乃馨，就该新爸爸好好斟酌了。

如果新爸爸开车接新妈妈和宝宝回家，需要在车后提前装好适合新生宝宝的安全座椅。基本上在孕期，新爸爸就已经购买好了，现在的任务就是学会如何安装。

BABY 新生儿黄疸是正常现象

做爸妈的感觉并不都如蜜糖般甜蜜，初为父母，除了喂奶、换尿布，当遇到宝宝特殊情况时，一定都会不知所措，甚至有种从未有过的恐惧。黄疸可能是宝宝出生后，第一个令爸爸妈妈因为担忧而睡不着觉的情况。

当宝宝的肝脏不能及时分解过多的血细胞，宝宝的眼睛巩膜及全身的皮肤就会变黄，尤其是脸部的皮肤，这种一般是生理性黄疸，是新生儿期比较常见的临床症状。只要宝宝进食正常，精神尚佳，一般会自行消退，宝宝也照样会非常健康地成长。

区分生理性黄疸和病理性黄疸

	出现的时间	程度的轻重	消退的时间	宝宝精神状态
生理性黄疸	出生后2~3天出现	面部、颈部皮肤呈浅黄或柠檬色，巩膜微黄，手心、脚心不黄	一般不超过2周，足月宝宝大多在7~10天消退	宝宝精神佳，吃奶香，吸吮有力，哭声响
病理性黄疸	一般出现得早，出生后12~24小时就会出现，或消退后重复出现	一般较重，呈金黄色或暗黄色，四肢、皮肤甚至手心、脚心都黄，小便染黄纸尿裤	超过2周，或消退后又再次出现	精神差，吃奶不香，吸吮时口松，哭声无力

BABY 一周黄疸还不退，及早就医

在宝宝出生后，爸爸妈妈会真真切切体会到什么叫忧心忡忡、夜不能寐。在这段时间里，爸爸妈妈一次又一次地从床上坐起，不只是为了喂奶、安抚这个小家伙，他的任何一点不适都会让父母担忧得睡不着觉。尤其在第一次面对宝宝生病，没有任何经验可借鉴的情况下。

如果黄疸的情况比较严重——迟迟不退，或者退了又升，宝宝出现少哭、少动、少吃，可能是病理性黄疸。特别是早产儿，若出现尖叫、抽搐，那就可能是胆红素脑病了，会影响宝宝的大脑发育，造成神经系统不可逆的伤害。爸爸妈妈还能做什么吗？除了立即带他去看医生，或许就是在这小家伙与病魔做斗争时多给他一点爱和拥抱吧！

BABY 母乳性黄疸可以不停母乳

虽然主流媒体和医疗专家都大力推荐母乳喂养，但依然有人对母乳喂养疑虑重重，特别是当母乳喂养与黄疸问题联系起来的时候。由于某种不明原因，黄疸在母乳喂养的宝宝中更为普遍，胆红素水平比配方奶喂养的宝宝平均高出2~3毫克/分升。并且，有的母乳喂养的宝宝黄疸比配方奶喂养的宝宝退得慢，这被称之为"母乳性黄疸"。

"母乳性黄疸"并不意味着母乳喂养存在着什么问题，遇到这种情况，千万不要被"乳汁对宝宝不好"或者"宝宝必须喝添加水或胆红素水平较低的配方奶"的说法影响，从而中断母乳喂养。黄疸宝宝更需要多喂母乳，促进胃肠蠕动，以排出胆红素。

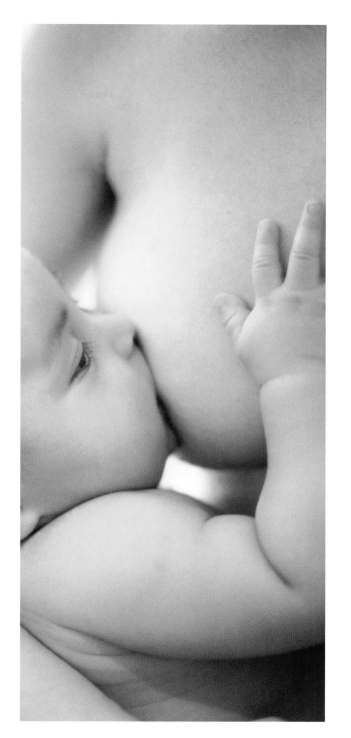

🍽 一日三餐推荐

　　不论是顺产还是剖宫产，新妈妈在产后似乎都对"吃"提不起兴趣。此时的饮食重点是开胃而不是滋补，饮食要清淡。

月子餐1	早　餐	（餐前：月子生化汤/粥）枣莲三宝粥♥+鸡蛋
	加　餐	台式蛋饼+牛奶
	☀ 中　餐	酱牛肉♥+青椒土豆丝+香菇青菜+米饭
	加　餐	鸡蛋玉米羹
	🌙 晚　餐	地三鲜♥+芋头排骨汤+米饭
	加　餐	银耳莲子羹

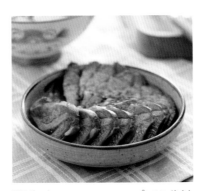

枣莲三宝粥　　⏱90分钟

原料：绿豆20克，大米80克，莲子、红枣各5颗，红糖适量。

做法：①绿豆、大米、莲子、红枣洗净。②将绿豆和莲子放在带盖的容器内，加入适量开水浸泡1小时。③将泡好的绿豆、莲子放入锅中，加适量水烧开，再加入红枣和大米，用小火煮至豆烂粥稠，加适量红糖调味即可。

功效　枣莲三宝粥补气养血，莲子还有安神功效，适合产后气虚、失眠的妈妈食用。

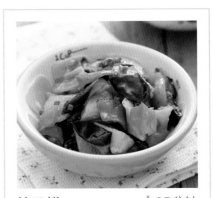

酱牛肉　　⏱60分钟

原料：牛腱肉300克，葱1根，姜1块，酱油、白糖、盐各适量。

做法：①牛腱肉洗净，切大块，放入开水中略煮一下捞出，用冷水浸泡一会；葱洗净切段；姜洗净切片。②锅洗净，葱段、姜片一起放入锅中。③再放入牛腱肉，加适量水和酱油、白糖、盐，煮开后用小火炖至肉熟，捞出肉冷却切片即可。

功效　牛肉含有丰富的蛋白质和铁，可为新妈妈补益气血、减轻产后头晕心悸。

地三鲜　　⏱25分钟

原料：茄子1个，土豆1个，青椒1个，生抽、白糖、盐、水淀粉、植物油各适量。

做法：①茄子切滚刀块；青椒掰成块；土豆切块；生抽、白糖、盐和水淀粉调匀。②油锅烧热，放入土豆块和茄子块，炸至金黄，捞出；放入青椒，炸至变色，捞起控干。③锅内留油，放入食材翻炒，淋入调味汁炒至汤汁黏稠即可。

功效　此菜味道可口，能提高食欲，调理肠胃，还能缓解产后便秘。

月子餐 2		
⚖ 早餐	南瓜薏米粥 + 馒头	
加餐	什锦麦片 ♥	
☀ 中餐	西蓝花拌黑木耳 + 清蒸黄花鱼 ♥ + 米饭	
加餐	银耳百合汤	
🌙 晚餐	茄汁菜花 + 肉末炒豇豆 + 胡萝卜菠菜鸡蛋饭 ♥	
加餐	红薯粥	

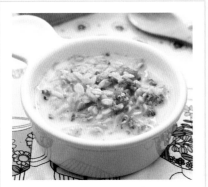

什锦麦片　　　⏱10分钟

原料：即食燕麦片100克，核桃50克，杏仁、葡萄干、榛子各20克，白糖、植物油各适量。

做法：①榛子、杏仁、核桃、葡萄干剁碎，放入锅中干炒，炒至出香盛出备用。②油锅烧热，翻炒即食燕麦片至变色，加入白糖继续翻炒至褐色，加入坚果碎，翻炒均匀，放凉密封。③随吃随取，用热牛奶冲泡即可。

功效　什锦麦片中的干果有补肾通便、补脑抗衰作用，可改善产后体虚乏力、头晕失眠。

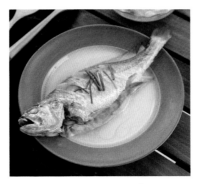

清蒸黄花鱼　　　⏱30分钟

原料：黄花鱼1条，料酒、姜片、葱段、盐、植物油各适量。

做法：①黄花鱼处理干净，用盐、料酒腌制10分钟，将姜片铺在鱼上，放入锅中用大火蒸熟。②姜片拣去，腥水倒掉，然后将葱段铺在鱼上。③油倒入锅中烧热后，浇到鱼上即可。

功效　黄花鱼能补血，有利于产后排恶露，且鱼肉中的不饱和脂肪酸有助改善产后健忘。

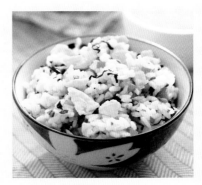

胡萝卜菠菜鸡蛋饭　　⏱30分钟

原料：米饭150克，胡萝卜、菠菜各20克，鸡蛋1个，盐、植物油各适量。

做法：①米饭打散；胡萝卜洗净，切丁；菠菜洗净，焯水后切碎；鸡蛋打成蛋液。②油锅烧热，放蛋液炒散，盛出备用。③锅中留底油，加入米饭、胡萝卜丁、菠菜碎、鸡蛋翻炒，加盐调味即可。

功效　胡萝卜菠菜鸡蛋饭鲜艳的颜色能提高新妈妈食欲，有助于开胃，还能调理肠胃。

产后第4天
身体不适慢慢恢复

恢复路上可能遇到的烦恼：伤口护理　宝宝哭闹不停

M♥M "捂月子"要不得

产后的一段时间，对新妈妈来说绝对是一段难熬的时光。不过，也不必把这个阶段一味看得那么黑暗。虽然最初身体有各种不适，但很多新妈妈还是会感到无比振奋，浑身充满力量，因为从此以后，有一个小生命与她紧紧联系在一起了。在这种奇妙的母子连心的感觉鼓舞下，一段时间之后，新妈妈的不适也逐渐减轻。

但总有一些"老观念"可能让新妈妈比较烦心，婆婆和妈妈时代的人认为坐月子就需要捂，比如，不能外出，要包头巾，不能开窗，就是夏天也要穿得厚些、裹得严实些。对于这种情况，新妈妈不必照单全收。要知道，不管是哪个季节，妈妈和宝宝都需要新鲜的空气，否则，容易感冒、患肺炎。

通风可谓是一种简单、方便、有效的空气消毒方法，可以大大减少居室的病菌。因此，主张把门窗关得紧紧的来"捂月子"是不科学的。但是，需要注意的是，通风时可以让妈妈和宝宝换到另一个房间去，或者每次只开一扇窗户，别形成对流风，更别让风直接吹到妈妈和宝宝。至于外出，那就不必了，新妈妈和宝宝的身体状况也不允许。如果在夏天，也没必要包头巾、穿得又厚又严，只要感觉舒服就可以了。

由于月子期间妈妈的活动变少，她很有可能产生孤单感。在这期间，爸爸的陪伴就显得格外重要，多听她倾诉、多给她肯定，还有，多表达自己对她的爱。

喊话老公

> **"别每当宝宝哭泣时，就和我说'他饿了'。在弄清原因之前，你完全可以先哄一哄哭闹的宝宝。"**

MOM 剖宫产伤口定时查看

剖宫产是一次大手术，没经历过的人是很难想象，手术后的各种影响以及伤口的疼痛足以让人难以忍受。对许多女性来说，剖宫产后的恢复阶段是一段难熬的日子，新妈妈的日常起居几乎都要靠新爸爸和其他家人的帮助。

一般剖宫产的手术伤口较大，完全恢复需要4~6周的时间。在恢复期间，新妈妈必须保持伤口部分的清洁和卫生，及时擦去汗液，不要用手抓挠或用衣服摩擦瘢痕来止痒，防止感染，也不要过早地揭伤口的结疤，容易发炎，最好等结痂自然脱落。另外，要多帮助新妈妈检查伤口愈合情况，尤其是肥胖者、糖尿病患者、贫血患者等。在新妈妈卧床休息时，新爸爸可以帮新妈妈轻轻按摩腹部，不但能促进肠蠕动恢复，还有利于子宫、阴道内残余积血的排出。

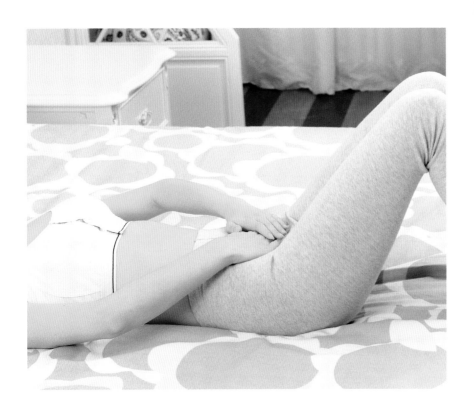

MOM 侧切伤口小心裂开

咳嗽会疼、大笑会疼、睡觉翻个身也会疼……不仅是剖宫产妈妈，如果顺产妈妈在分娩过程中做了会阴侧切，任何动作都会弄疼她的伤口，这也是为什么新妈妈要在宁静安逸的环境下好好休养。

如果做了会阴侧切，新妈妈术后要小心再小心，时刻提醒自己伤口还没有复原。也一定要谨防伤口裂开，咳嗽、恶心、呕吐时，请新爸爸或者家人帮忙用手压住伤口两侧，以免伤口出现意外。产后睡眠也要小心翼翼，如果伤口在左侧，应该向右侧睡；如果伤口在右侧，应该向左侧睡。

在产后的前几天，新妈妈要经常更换卫生巾以防伤口感染细菌。医生会根据具体情况，给出冲温水、坐浴、盐水浴等不同的建议，不仅可以杀菌消毒，还可以缓解伤口疼痛（虽然听上去会疼）。

DAD 爸爸安排亲友探访

在这个阶段，新爸爸有一个新任务，那就是当"守门员"，因为经常会有大批的亲友来造访新妈妈和宝宝。想让每一个人都看看这个漂亮得无与伦比的小天使，任何人都能理解新爸爸的这种心情，但此时最好抑制把家变成秀场的冲动！

鉴于新妈妈现在自我感觉不太好，宝宝的免疫力又比较低，对于亲朋好友的探望，新爸爸要事先征求一下新妈妈的意见，讨论能让亲友来家里的时间，以及在一定时间段里能让多少亲友进来，这不仅能够避免宝宝接触到可能生病了的亲友，也让新妈妈能够掌握自己的作息时间安排。

BABY 一哭就抱没什么不好

宝宝很可能在医院已经哭过很多次了，甚至也许他的小脑袋刚从妈妈的身体里露出来时就已经开始哭了。新爸爸和新妈妈大概会有这样的感受，这岂止是哭？简直就像是一次火力密集的噪声进攻，它的穿透力太强了！

不要认为"一哭就抱会宠坏宝宝"，不理不睬才是对宝宝最大的伤害。现在，宝宝对妈妈的依恋日渐加深，看到妈妈会很开心，有的宝宝还会哭闹着要妈妈抱。如果爸爸妈妈拒绝和宝宝交流，对他不予理睬，宝宝会对自己产生不信任感，也会对亲人产生不信任感。这种信任危机会使宝宝变得孤僻，难以与人相处，社会交往能力差，对宝宝以后的成长并不有利。

当宝宝哭闹时，爸爸妈妈的反应越积极，宝宝哭闹的时间就越短。如果找不出哭闹的原因，妈妈可以把宝宝抱起来或搂到怀里，轻轻拍着他的屁股，哼唱曲子，宝宝可能就会慢慢安静下来。如果宝宝哭得很厉害，抱也抱不住（发生这种情况，多是爸爸妈妈听任宝宝自己哭了好一会儿，宝宝觉得委屈了），也不要着急，更要耐心地哄着宝宝。

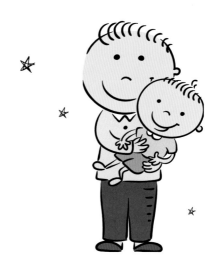

BABY 听懂宝宝的哭声

对于很多爸爸妈妈来说，最害怕的可能就是面对宝宝没有任何征兆的哭闹。宝宝哭闹的唯一目的就是引起注意，因此，不要害怕宝宝哭，那是他在召唤。此时此刻，作为父母，最重要的任务就是弄明白宝宝为什么哭，然后解决问题。

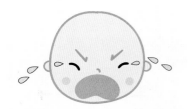

饿了。 当宝宝饥饿时，哭声很洪亮，哭时头来回活动，嘴不停地寻找，并做着吸吮的动作。只要一喂奶，哭声马上停止，而且吃饱后会安静入睡或满足地四处张望。

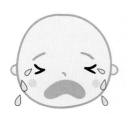

病了。 宝宝不停地哭闹，什么办法也没有用。有时哭声尖而直，伴有发热、面色发青、呕吐等症状，或哭声微弱、精神萎靡、不吃奶，这些都表明宝宝生病了，要尽快送往医院就诊。

冷了。 当宝宝感觉到冷时，哭声会减弱，并且面色苍白、手脚冰凉、身体紧缩。这时把宝宝抱在温暖的怀中或加盖衣被，宝宝觉得暖和了，就不再哭了。

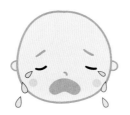

热了。 如果宝宝哭得满脸通红、满头是汗，一摸身上也是湿湿的，被窝很热或衣服很厚，那么就减少铺盖或脱掉衣服，宝宝就会慢慢停止啼哭。

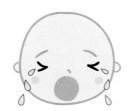

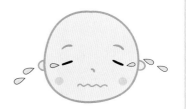

尿湿了。 宝宝本来睡得好好的，突然大哭起来，好像很委屈，赶快打开包被，"噢，原来是尿布湿了。"换块干的，宝宝就变得安静了。

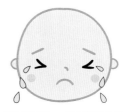

不舒服。 宝宝可能做梦了，或是对一种睡姿感到厌烦了，想换换姿势又无能为力，只好哭了。那就拍拍宝宝告诉他："妈妈就在这儿，亲爱的别怕！"或者给他换个睡姿，他就又接着睡了。

🍽 一日三餐推荐

不论是顺产会阴侧切还是剖宫产的妈妈，为了伤口及时愈合，要多吃鸡蛋、瘦肉、水果和蔬菜等，促进血液循环，改善表皮代谢功能。

月子餐 1	🍳 早 餐	（餐前：月子生化汤/粥）紫菜三鲜馄饨♥+鸡蛋
	加 餐	红豆薏米汤
	☀ 中 餐	酱牛肉+荷塘小炒♥+三丁豆腐羹+米饭
	加 餐	蛋糕+猕猴桃
	🌙 晚 餐	地三鲜+肉末炒豇豆♥+芦笋鸡丝汤+黑米饭
	加 餐	切片面包+牛奶

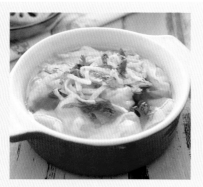

紫菜三鲜馄饨　⏱30分钟

原料： 瘦肉250克，馄饨皮300克，鸡蛋1个，虾仁20克，紫菜10克，盐、高汤、香油各适量。

做法： ①鸡蛋打散摊成蛋皮，晾凉切丝；瘦肉洗净，剁碎，加盐拌馅。②馄饨皮包入馅做成馄饨。③在沸水中下馄饨、虾仁、紫菜，加一次冷水，待再沸后捞起放在碗中。④碗中放入蛋皮丝，加入盐、高汤，淋上香油即可。

功效 紫菜三鲜馄饨不仅能增进食欲，而且营养丰富，有利于消化吸收。

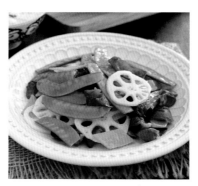

荷塘小炒　⏱30分钟

原料： 莲藕100克，胡萝卜、荷兰豆各50克，黑木耳、盐、水淀粉、植物油各适量。

做法： ①黑木耳洗净，泡发；荷兰豆洗净；莲藕、胡萝卜去皮洗净，切片；水淀粉加盐调成芡汁。②将胡萝卜片、荷兰豆、黑木耳、莲藕片放入沸水断生，捞出沥干。③油锅烧热，倒入食材翻炒出香，勾芡即可。

功效 此菜膳食纤维含量高，高营养、低热量，有助于提高免疫力，促进胃肠蠕动。

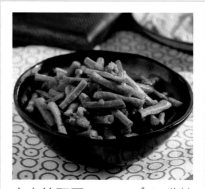

肉末炒豇豆　⏱20分钟

原料： 猪肉末100克，豇豆300克，酱油、白糖、盐、姜末、蒜蓉、植物油各适量。

做法： ①猪肉末中加酱油、白糖、盐搅匀；豇豆洗净，切段，焯水后捞出。②油锅烧热，倒入猪肉末翻炒，再加豇豆、姜末、蒜蓉一起炒。③炒熟后加盐调味即可。

功效 猪肉可为产后新妈妈补铁，豇豆富含维生素和膳食纤维，可促进排便。

🍳 早 餐	菠菜鸡肉粥♥+馒头	
加 餐	番茄菠菜蛋花汤	
🍲 中 餐	鹌鹑蛋烧肉♥+清炒苋菜+米饭	
加 餐	香蕉	
🌙 晚 餐	百合炒牛肉♥+南瓜紫菜鸡蛋汤+米饭	
加 餐	牛奶炖木瓜	

月子餐2

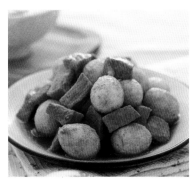

菠菜鸡肉粥　⏱40分钟

原料：菠菜150克，鸡肉50克，大米50克，盐适量。

做法：①大米洗净；菠菜洗净，沸水中焯熟，切段；鸡肉洗净，切丁。②锅中放入大米和适量的水，大火煮沸后改小火熬煮。③待粥煮至黏稠时，放入鸡肉丁，煮熟。④放入菠菜段，加盐调味即可。

功效 鸡肉中蛋白质含量高且易于消化吸收，此粥味美清淡，适合新妈妈在产后初期食用。

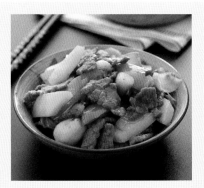

鹌鹑蛋烧肉　⏱30分钟

原料：鹌鹑蛋5个，猪瘦肉200克，酱油、白糖、盐、植物油各适量。

做法：①猪瘦肉焯水5分钟后洗净，切块；鹌鹑蛋煮熟剥壳，入油锅中炸至金黄，捞出。②再起油锅将猪肉块炒至变色，加酱油、白糖、盐调味，加水没过猪肉，待汤汁烧至一半时，加入鹌鹑蛋。③汤汁收浓时，出锅装盘即可。

功效 鹌鹑蛋可补益气血，对改善产后妈妈浑身无力、精神疲倦有良好疗效。

百合炒牛肉　⏱40分钟

原料：牛肉、百合各150克，甜椒片、盐、酱油、植物油各适量。

做法：①百合掰成小瓣，洗净；牛肉洗净，切成薄片后放入碗中，用酱油抓匀，腌制20分钟。②油锅烧热，倒入牛肉，大火快炒，再加入甜椒片、百合，翻炒至牛肉全部变色，加盐调味即可。

功效 百合滋阴补虚，牛肉益气补血，两者搭配，可为新妈妈补充营养。

Day 5

产后第5天
坐月子就要好好养

恢复路上可能遇到的烦恼：妈妈生病 宝宝红屁股

M♥M 哺乳期用药要慎重

产后的这段时间，又要喂奶又要照顾宝宝，新妈妈自然会感觉又累又烦躁，在成堆的纸尿裤和无数次半夜起来喂奶的痛苦中，迫切地想要透透气。好在这一阶段并不是没有尽头，在逐渐熟悉如何照顾宝宝后，新妈妈和新爸爸也会感到这些问题并没有难倒自己。

哺乳期是很长的一段时间，新妈妈自然很难保证在这段时间内不生病以及不需要使用药物，新妈妈在这期间用药须谨慎再谨慎！

美国著名药理学博士Thomas W.Hale专门研究了药物对母乳喂养是否有影响，他将药物哺乳危险等级分为5级。

L1 最安全　**L2** 较安全　**L3** 中等安全　**L4** 可能危险　**L5** 禁忌

一般来说，属于L1/L2级的药物，对哺乳无影响或者影响非常小，属于哺乳期安全用药的范围；L3级则需要评估用药后哺乳的风险，再根据风险大小，来权衡是否继续喂奶。L4/L5则为不安全，哺乳期建议禁用。

对于哺乳期的妈妈来说，常见的疾病如感冒、乳腺炎、肠胃炎、牙齿问题等，看病的时候可以和医生商量，在必须要用药的情况下，尽量使用L1/L2级的药物，药物等级的查询可以通过一些用药APP查询。

喊话老公　*"和我一起面对这一个又一个不眠之夜，轮流照料夜间经常哭闹的宝宝。"*

M🅼M 生病了也能继续哺乳

哺乳期使用药物并不是洪水猛兽，只是一件很正常的事情，宝宝
不会对妈妈使用的药物照单全收。不同的药物有不同的药理作用，进
入乳汁的量也有所不同，但大部分药物进入乳汁的量都是微乎其微，
还有很大一部分药物都属于科学研究结论下的哺乳期安全药物。另外，
用药的妈妈可以通过时间上的把控，在药物浓度最低时进行哺乳。哺
乳期间服药，要在哺乳前或哺乳后3小时左右。

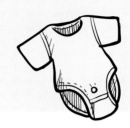

特殊妈妈的母乳喂养

乙肝妈妈	目前有更多的证据表明，即使孕妇HBeAg（乙型肝炎E抗原）阳性，母乳喂养也并不会增加感染风险。因此，正规预防（宝宝出生后12小时内注射乙肝疫苗，并建立起抗体，并保证妈妈的乳头没有破损，宝宝的口腔没有溃疡）后，不管孕妇HBeAg阳性还是阴性，其新生儿都可以母乳喂养，无须检测乳汁中有无HBV DNA（乙肝病毒基因）
甲亢妈妈	如果妈妈没有用到放射性治疗甲亢的药物，还是可以哺乳的，但要随时监测宝宝体内以及母乳中甲状腺素的量。如果妈妈服用了甲状腺素抑制药，在服药治疗期间，宝宝甲状腺功能检查结果正常的话，可以继续母乳喂养，但一定要定期检查甲状腺功能
感冒发热	哺乳期间感冒发热的妈妈，可以继续用母乳喂养宝宝，并在医生指导下选择不影响母乳喂养的药物，刚出生不久的宝宝自身是带有一定免疫力的。如果担心与宝宝接触得太近，妈妈可戴口罩喂奶
乳腺炎	很多妈妈在哺乳期间都会患上乳腺炎，若感染了，需要接受抗生素的对症治疗，但医生所开的药物一般都会考虑到乳汁代谢，并选择对乳汁影响小的安全药物。所以，妈妈尽量不要放弃母乳喂养，与医生积极沟通后，再决定是否继续

DAD 给宝宝洗澡，爸爸搭把手

这是个需要勇气的活儿，而且要靠团队合作——两个人、四只手配合好才能完成。在新妈妈的身体恢复得差不多之前，新爸爸和家人最好承担起这份工作。

由于宝宝皮肤的角质层薄，皮下毛细血管丰富，给宝宝洗澡时，动作一定要轻柔，精心呵护宝宝柔弱的身体。

● 时间选择：确认宝宝不会饿或暂时不会大小便，最好在吃奶后1~2小时开始洗澡。

● 备好所有用品：洗澡盆、小毛巾2~3条，大浴巾1条。

● 调好水温是给宝宝洗澡的关键，这点一开始不太容易做得好，如果水温不合适，那洗澡将会给宝宝留下并不美好的印象。洗澡水不要太烫，温度应该让你的肘部感到温热（如果对用手试水温没什么信心，那就准备一支水温计，它会给出最准确的温度——37~38℃）。

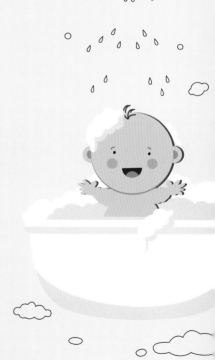

● 宝宝仰卧，用左（或右）肘部托住宝宝的小屁股，左（或右）手托住头，拇指和中指分别按住宝宝的两只耳朵贴到脸上，以防进水。

● 先洗脸，用小毛巾蘸水，轻拭宝宝的脸颊，眼部由内而外擦拭，再由眉心向两侧轻擦前额。

● 接下来洗头，先用水将宝宝的头发弄湿，然后倒少量的婴儿洗发液在手心，搓出泡沫后，轻柔地在头上揉洗，然后用清水冲洗干净，用干毛巾擦干水。

● 分别洗颈下、腋下、前胸、后背、双臂和手，最后洗腿和脚。由于这些部位十分娇嫩，清洗时注意动作要轻。

● 终于洗完了，必须立刻用干的毛巾把湿淋淋的小家伙擦干净，给他穿好衣服，别让他着凉。把宝宝放在平铺着的干净浴巾上，先把宝宝包裹起来，只露出小屁股，再仔细从头到脚擦干水，给宝宝身上涂上润肤油。

整个过程并不容易，但再过一段时间，当爸爸的洗澡技术变得纯熟了，给宝宝洗澡就会容易得多。

BABY 男宝宝、女宝宝洗屁股各不同

宝宝总是频繁地制造粪便，即使纸尿裤发展到有超级吸收功能，宝宝排便也会感到不适。给宝宝清洗屁股也是新手爸妈必须学习的课题，而且还需根据宝宝的性别区别对待。

男宝宝。换纸尿裤时，可将纸尿裤的前半片停留在外阴处几秒钟，兜住尿液，因为男孩很容易受外界刺激而诱发小便，很多新爸爸都有过双手沾满小便的经历；大便后，要用湿纸巾擦去肛门周围残余的粪便。屁股擦干净后，再用干净的湿巾清洁宝宝的阴囊处，包括阴茎下面。然后用清水洗前部，再清洁肛门及屁股后部，并在肛门周围、臀部涂抹一些护臀膏。

女宝宝。女宝宝的臀部护理与男宝宝稍有不同，主要是在外阴部。女宝宝每次大小便后，都要仔细擦拭清洁外阴。特别是大便，注意要从前往后擦洗，防止粪便残渣或病菌进入阴道和尿道。

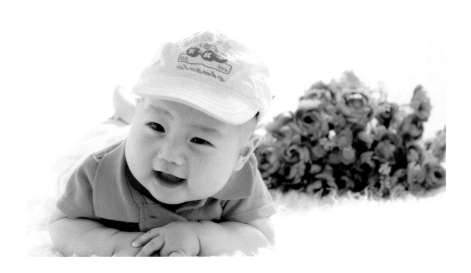

BABY 宝宝红屁股，不是纸尿裤惹的祸

已经做好宝宝臀部护理工作，怎么在裹纸尿裤的部位还会出现皮肤发红、发肿的情况？对新手爸妈来说，宝宝总是令人忧心忡忡，各种小问题不断，红屁股（又被称作尿布疹）就是其中之一。

家中的长辈可能会认为红屁股的出现是纸尿裤惹的祸（也正因为如此，他们通常支持使用尿布），其实不然。新生儿皮肤娇嫩，皱褶多，加之大小便次数多，这些代谢会刺激宝宝臀部的皮肤，往往易出现红屁股。预防和缓解红屁股的措施有：

● 勤更换尿布或纸尿裤。

● 每次大小便后用温水洗干净宝宝臀部及外阴部，擦干后涂上护臀膏。推荐使用氧化锌软膏或者熟麻油，护臀效果较好。

● 解完大小便，不要立即换新的纸尿裤，让其在隔尿垫上躺着透透气。

● 保持干燥，改变潮湿闷热的环境，红屁股就好得快。

如果已经做到以上措施，但红屁股仍然反复，就应该考虑少用纸尿裤或更换纸尿裤品牌了。

🍽 一日三餐推荐

新妈妈由于分娩耗费了巨大精力，且出血也导致了蛋白质和铁的流失，产后初期会感到疲乏且没有食欲，此时应加强营养的补充。

月子餐1		
🍳 早 餐	（餐前：月子生化汤/粥）家常鸡蛋饼 🔖+牛奶
加 餐	山楂红枣粥
☀ 中 餐	肉末蒸蛋 🔖+板栗扒白菜+香菇青菜+米饭
加 餐	黑芝麻汤圆+香蕉
🌙 晚 餐	油焖茄条+芋头排骨汤+青菜海米烫饭 🔖
加 餐	银耳莲子羹

家常鸡蛋饼 ⏱30分钟

原料： 鸡蛋2个，面粉50克，高汤、葱花、盐、植物油各适量。

做法： ①鸡蛋打散，倒入面粉，加适量高汤、葱花以及盐调匀。②平底锅中倒油烧热，慢慢倒入面糊，摊成面饼，小火慢煎。③待一面煎熟，翻过来再煎另一面至熟即可。

功效 家常鸡蛋饼味道鲜美，可改善产后食欲不佳，并帮助新妈妈补充气血。

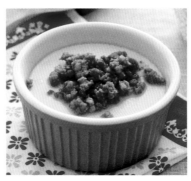

肉末蒸蛋 ⏱30分钟

原料： 鸡蛋2个，猪肉（三成肥七成瘦）50克，水淀粉、盐、生抽、植物油各适量。

做法： ①鸡蛋打散，放入盐和适量清水搅匀，上锅蒸熟；猪肉洗净，剁成末。②油锅烧热，放入肉末，炒至松散出油，加入生抽及水，用水淀粉勾芡后，浇在蒸好的鸡蛋上即可。

功效 鸡蛋和猪肉均有良好的养血生津、补益脏腑之效，非常适合脾胃虚弱的新妈妈。

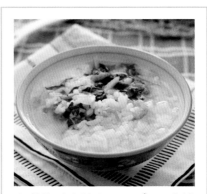

青菜海米烫饭 ⏱20分钟

原料： 米饭100克，海米20克，青菜、盐、香油各适量。

做法： ①海米提前浸泡2小时；青菜洗净，放入加入香油的沸水中焯熟，过凉水，沥干，切碎。②清水煮沸，倒入米饭，转小火煮至米粒破裂，放入青菜、海米，加盐调味，淋上香油即可。

功效 青菜海米烫饭含有碳水化合物和膳食纤维，适合新妈妈产后初期调养身体、恢复体力。

月子餐2	早 餐	牛奶银耳小米粥 ♥
	加 餐	草莓
	中 餐	黑木耳炒鸡蛋 + 小米蒸排骨 ♥ + 番茄疙瘩汤
	加 餐	西蓝花鹌鹑蛋汤
	晚 餐	宫保素三丁 + 番茄鸡片 ♥ + 米饭
	加 餐	玉米胡萝卜粥

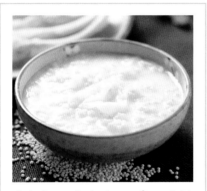

牛奶银耳小米粥 ⏱30分钟

原料：小米 100 克，牛奶 125 毫升，干银耳 1 朵，白糖适量。

做法：①干银耳泡发后洗净，去蒂撕成小朵；小米洗净。②锅中放入小米和适量水煮开，放入银耳继续煮 20 分钟，倒入牛奶，开锅放适量白糖即可。

功效 银耳可滋阴润肺、养胃生津，与小米、牛奶同食，是新妈妈恢复身体的佳品。

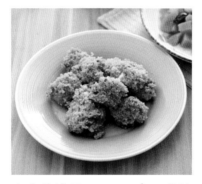

小米蒸排骨 ⏱40分钟

原料：猪排 250 克，小米 100 克，料酒、冰糖、甜面酱、豆瓣酱、植物油、盐各适量。

做法：①猪排洗净，斩成段；小米洗净。②猪排加豆瓣酱、甜面酱、冰糖、料酒、盐、植物油拌匀，装入蒸碗内，裹上小米，上笼用大火蒸熟，取出即可。

功效 猪肉能提供血红素铁，改善新妈妈产后缺铁性贫血症状。

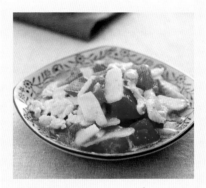

番茄鸡片 ⏱50分钟

原料：鸡肉 100 克，荸荠 20 克，番茄 1 个，盐、水淀粉、白糖各适量。

做法：①鸡肉洗净，切片，放入碗中，加入盐、水淀粉腌制 30 分钟。②荸荠洗净，去皮切片；番茄洗净，切丁。③锅中放入鸡片，炒至变白成型，放入荸荠片、番茄丁、盐、白糖，加清水，烧开后用水淀粉勾芡即可。

功效 番茄鸡片开胃消食，且滋阴清火，对产后便秘、血虚体弱有一定疗效。

Day 6 产后第6天
母乳喂养，不要轻言放弃

恢复路上可能遇到的烦恼：睡眠不够　宝宝吃奶姿势不正确

MOM 按需喂养，跟着宝宝吃奶规律作息

对宝宝来说，成长是无时无刻不在进行的，在出生后的前几个星期，他一切行为的最大驱动力就是——吃奶。而对新妈妈来说，要在头几个月里与宝宝建立起感情，再没有比喂奶更有效的方法了，新妈妈与宝宝的配合也会越来越默契。

由于母乳喂养一直就是以婴儿为主导的喂食方式，宝宝最知道自己何时需要进食，当宝宝用响亮的哭声宣告"我饿了"，那就不要拒绝他，而人工喂养是从成人角度出发的一种进食方式，宝宝被动地接受喂食。因此，母乳喂养自始至终都是按需喂养的一个过程，人工喂养才需要按时喂奶。

按需哺乳可以使宝宝获得充足的乳汁，并且能有效地刺激新妈妈乳房泌乳。同时，宝宝的需要能得到及时满足，会激发宝宝身体和心理上的快感，这种最基本的快乐就是新生儿最大的享受。

母乳喂养的新妈妈要按照宝宝的需要来喂奶，但这并不是说母乳喂养的宝宝不容易形成规律的生活，当新妈妈的乳汁分泌量达到宝宝的需求，母婴之间建立起令双方满意的喂养关系时，宝宝一样可以有序、规律地生活。

因此，在给宝宝哺乳的时候，不必拘泥于书本或专家的建议，如要隔几个小时才能吃，每次吃多长时间等，只要按需哺乳即可。如果宝宝想吃，就马上让他吃，过一段时间之后，就会自然而然地形成吃奶规律。

> 喊话老公
>
> **"当宝宝半夜饿醒，哭着要吃奶的时候，必须起床的是我而不是你，但你也别只顾着自己的睡眠，希望你能扶着困得要倒下的我。"**

M⊗M 巧喂夜奶，增加睡眠时间

睡眠是摆在每个新手爸妈面前最大的问题，几乎每个新生儿在夜间都会醒来吃两三次奶，整晚睡觉的情况很少见。与其硬是要恢复"正常"的睡眠方式，倒不如接受目前的状况。

宝宝夜里吃奶是很正常的，宝宝想吃就要喂，这才符合母乳喂养中按需喂养的原则。但为了让新妈妈有更多的睡眠时间，还是可以采取一些巧喂夜奶的措施的。比如，睡前最后一次喂奶的时间可以适当延迟，把宝宝喂饱了再哄他睡觉。更重要的是，新爸爸要承担起喂夜奶的辅助工作，给新妈妈更多的帮助：

● 喂奶前，由爸爸将宝宝裹好；喂奶后，不要过早将宝宝抱入被窝，以免骤冷骤热增加感冒概率，爸爸可以抱起宝宝在房间内走动，哼着小调让宝宝快速进入梦乡。

● 如果妈妈觉得夜间坐起来哺乳太麻烦，倾向于躺着哺乳。那么爸爸一定要完全醒着，并且要随时观察宝宝，在喂奶期间妈妈可以适当放松、小憩。

新爸爸和新妈妈共同分担喂养宝宝的任务，特别是半夜的那几次，都是为宝宝的成长做最直接的贡献。

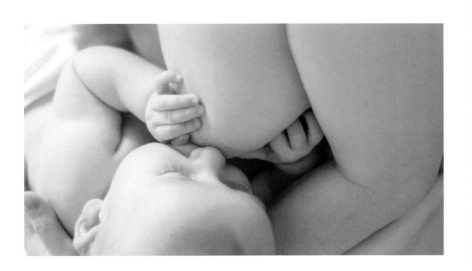

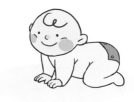

M⊗M "爱我、抱我、喂我"，母乳皆满足

我们经常说，喂母乳的宝宝跟妈妈感情好！那是因为母乳喂养的过程中，宝宝不仅吃到了营养全面的奶水，在每日的互动中，妈妈将是最了解宝宝需求的那个人，亲密无间的肌肤接触也会让妈妈和宝宝更加亲密。

在母乳喂养的过程中，妈妈始终怀抱婴儿，跟宝宝有着互动。初生的宝宝还处于胎儿期到婴儿期的转换时期，非常需要妈妈的呵护，需要妈妈的怀抱给予足够的安全感和安抚。在宝宝饿了、困了、累了、烦了，甚至生病不舒服的时候，吃奶是最有效的一种安抚方式。

DAD
白天爸爸多照顾宝宝，给妈妈多点休息

对于新妈妈来说，初为人母会从很大程度上打破她原有的生活，她的日常时间安排、社交生活以及工作都会受到影响。因此在宝宝刚出生的头几周，新爸爸要和新妈妈齐心协力照顾宝宝，特别是白天，让新妈妈多点休息。

新妈妈一定是家庭中最缺觉的人，她得经常醒来照顾宝宝，即使困得爬不起身，她也不得不下床看看，宝宝是饿了，还是又尿湿了，然后把他"伺候"得舒适了他才会安静下来，而她也才可能回去继续睡觉。有时候为了给宝宝哺乳，新妈妈必须直挺挺地坐在那里，逼自己清醒，甚至都想用火柴棍支起眼皮，以免自己睡着。当然，每晚还不只一闹，新妈妈会由于整晚忙于应付宝宝的各种需求而精疲力竭。

所以，不要认为新妈妈坐月子在家带孩子，就是件喝喝咖啡、带宝宝玩耍的轻松事。

BABY 容易吐奶，拍拍奶嗝

母乳宝宝患病的概率较小，但是在母乳喂养的过程中，也会偶尔出现一些不适，这没什么大不了，妈妈不要将这些不适归咎于母乳喂养，跟母乳喂养的好处比起来，这只是小插曲。

宝宝刚吃过奶，不一会儿就又吐出来了，吐奶是母乳喂养过程中常见的现象，一般是因为新生儿胃幽门狭窄，同时胃与食管结合部比较松弛，当胃强烈蠕动时，胃中的奶会从食道反流，由口中吐出，形成吐奶。吐奶前宝宝有张口伸脖的动作和痛苦难受的表情。

预防吐奶的方法。 在宝宝吃奶后，不要马上把他放躺下，而是应该竖抱宝宝，让他趴在自己肩头，同时轻轻用手拍打宝宝后背，直到宝宝打嗝为止。这样宝宝胃里的气体就被排出来，不会吐奶了。

有些妈妈在宝宝吐奶后，担心宝宝挨饿，于是就马上再喂。不过，有的宝宝吐奶后胃部会不舒服，可能不愿意吃奶，这时妈妈不要勉强，应让宝宝胃部休息一下再哺乳。一般情况下，吐出的奶远远少于吃进的奶，所以，妈妈不必担心会饿着宝宝，只要生长发育不受影响，偶尔吐一次奶，也无关紧要。但是如果每次吃奶后就吐，最好做进一步检查，以排除疾病而致的吐奶。

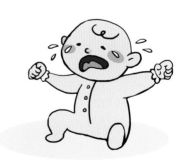

BA🍼Y 宝宝吃不对，妈妈乳头才会疼

别认为给宝宝喂奶没什么难的，很多时候，宝宝使出了"吃奶的劲儿"也没有吃到奶。但这并不意味着新妈妈的奶水不够，更不能成为放弃母乳喂养的理由。更多情况下，宝宝吃不到奶，是因为衔乳姿势不正确。仅仅吸吮乳头，不仅宝宝吃不到奶，还会令妈妈的乳头皲裂，非常疼痛。

tips 一定重点看

乳头需要经常清洗吗

很多妈妈认为在哺乳前要清洗或者擦拭乳头，有的甚至用酒精对乳头进行消毒，但却出现了乳头疼痛甚至乳头破裂的情况。这是因为频繁的清洗破坏了乳头及乳晕周围自然菌群的平衡，造成真菌感染，而真菌感染在宝宝身上的体现就是鹅口疮与乳头交叉感染。母乳喂养本身就是个有菌的过程，妈妈身上正常的菌群对宝宝来说也是最好的免疫。所以，不要过于勤快地清洗乳头，按每天正常洗澡擦身的频率对乳房进行清洗就足够了。

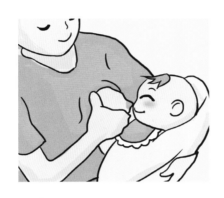

1 妈妈先用手指或乳头轻轻触碰宝宝的嘴唇，他会本能地张大嘴巴，寻找乳头。

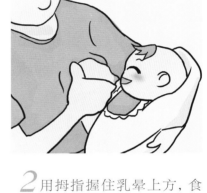

2 用拇指握住乳晕上方，食指和中指夹住乳房，用其他手指及手掌在乳晕下方托稳乳房。

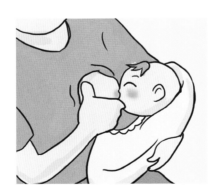

3 宝宝张大嘴巴时，把乳晕送进宝宝嘴里，等宝宝含住了乳晕，抱紧宝宝，让他紧贴着乳房。

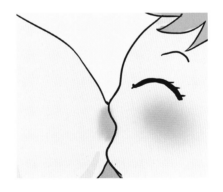

4 妈妈温柔地注视着宝宝，鼓励宝宝大口吃奶。宝宝吃奶不费劲，妈妈也不觉得疼痛，就是正确的姿势。

🍽 一日三餐推荐

经过一夜的睡眠后，人体会流失大量的水分，尤其是哺乳妈妈，分泌的乳汁也含有大量水分，除了多喝水，日常饮食也应注意补水。

月子餐1		
🍚 早 餐	（餐前：月子生化汤/粥）香菇蛋花粥♥+鸡蛋	
加 餐	切片面包+牛奶	
☀ 中 餐	胡萝卜炖牛肉♥+双色菜花+米饭	
加 餐	苹果玉米汤	
🌙 晚 餐	鱼香肝片♥+京酱西葫芦+什锦饭	
加 餐	花生红豆汤	

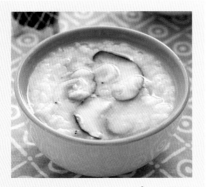

香菇蛋花粥 ⏱30分钟

原料：大米、小米、糙米各30克，鸡蛋1个，鲜香菇3朵，盐、植物油各适量。

做法：①大米、小米、糙米分别洗净；鸡蛋打散成鸡蛋液；香菇洗净，去蒂切丁。②油锅烧热，倒入鲜香菇爆香后加水煮开，加入洗净的大米、小米、糙米，煮至小米开花。③倒入鸡蛋液，煮熟后加盐调味即可。

功效 香菇可降低血脂，增强抗病能力，此粥滋阴养血，有助产后妈妈恢复体力。

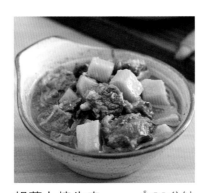

胡萝卜炖牛肉 ⏱90分钟

原料：牛肉100克，胡萝卜150克，姜末、干淀粉、酱油、料酒、盐、植物油各适量。

做法：①牛肉洗净，切块，用姜末、干淀粉、酱油、料酒调味，腌制10分钟；胡萝卜洗净，去皮切块。②油锅烧热，放入腌好的牛肉翻炒，加适量水，大火烧沸，转中火炖至六成熟，加入胡萝卜，炖煮至熟，加盐调味即可。

功效 胡萝卜可增强抵抗力，牛肉滋补强体，此菜可为新妈妈增强体力，缓解产后疲倦乏力。

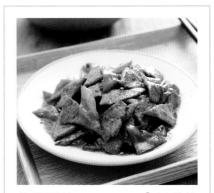

鱼香肝片 ⏱20分钟

原料：猪肝150克，青椒1个，盐、葱花、白糖、醋、料酒、干淀粉、植物油各适量。

做法：①青椒洗净切片；猪肝洗净切片，用料酒、盐、干淀粉浸泡；将白糖、醋及剩余的干淀粉调成芡汁。②油锅烧热，爆香葱花，加入浸好的猪肝炒几下，再放入青椒片，熟后倒入芡汁即可。

功效 分娩时失血会使妈妈出现贫血，猪肝可益气补血，预防产后缺铁性贫血。

月子餐2	早 餐	红豆黑米粥♥+豆包
	加 餐	肉末菜粥
	中 餐	南瓜蒸肉♥+丝瓜金针菇+米饭
	加 餐	紫薯
	晚 餐	草菇烧芋圆♥+南瓜紫菜鸡蛋汤+米饭
	加 餐	红豆薏米汤

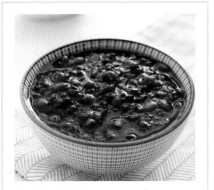

红豆黑米粥 ⏱60分钟

原料：红豆50克，黑米50克，大米20克。

做法：①红豆、黑米、大米分别洗净，用清水浸泡2小时。②将浸泡好的红豆、黑米、大米放入锅中，加入足量水，用大火煮开。③转小火再煮至红豆开花，黑米、大米熟透即可。

功效 红豆和黑米益血补虚，可预防产后贫血，红豆还可辅助治疗产后水肿。

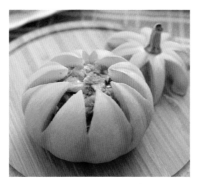

南瓜蒸肉 ⏱60分钟

原料：小南瓜1个，猪肉150克，酱油、甜面酱、白糖、葱花各适量。

做法：①南瓜洗净，在瓜蒂处开一个小盖子，挖出瓜瓤。②猪肉洗净切片，加酱油、甜面酱、白糖、葱花拌匀，装入南瓜中，盖上盖子，蒸40分钟取出即可。

功效 南瓜甜香软糯，富含膳食纤维，可预防和缓解产后便秘。

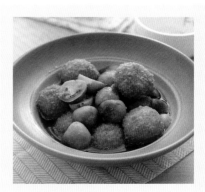

草菇烧芋圆 ⏱30分钟

原料：芋头120克，鸡蛋2个，草菇150克，面粉、面包糠、酱油、盐、葱花、植物油各适量。

做法：①芋头去皮洗净，煮熟捣烂；鸡蛋打散；草菇洗净切块。②将芋泥与面粉混合，做成丸子，裹上鸡蛋液，蘸面包糠，入热油锅炸至金黄色，捞出沥油。③另起油锅加芋圆与草菇，倒适量水，加酱油、盐，撒葱花炖煮至熟即可。

功效 草菇味道鲜美且营养丰富，可增强新妈妈消化功能，促进新陈代谢。

产后第7天
心情像坐过山车

Day 7

恢复路上可能遇到的烦恼：产后抑郁 "睡渣"宝宝

M♔M 激素在作祟，不是妈妈"作"

产后受到激素的影响，妈妈难免会产生心理落差。据估计，80%的女性在分娩后都有过由顶峰突然跌落谷底的心理体验，心情就像坐过山车一般，起伏很大。

她会为身体的变化而烦恼、为宝宝的健康而担忧，也会为与老公的关系变化而担心。当新妈妈感到焦虑、烦躁，甚至出现过分的言语或行为时，如果新爸爸的情绪也很糟糕，那么双方极有可能会开始争吵、互相抱怨。所以，如果新爸爸也带着情绪去沟通的话，只会让已经很糟糕的局面变得更糟糕。此时，新爸爸以及其他家人，要试着站在新妈妈的立场，从她的角度看问题，最重要的是，不论何时，都要理解她、同情她、帮助她，这不仅能让新妈妈平复情绪，也是为宝宝创造一个良好家庭环境的重要条件。

M♔M 新妈妈心理经历的3个时期

接受期：产后2~3日内，新妈妈通常较为被动，会依赖家人做一些活动或做决定，并且非常关心自己的需要。接受期的心理问题，主要是对新角色的心理适应问题。新爸爸以及家人应加以倾听，分享她的喜悦和经验。

执行期：经过2~3日的休息及调适后，新妈妈的注意力会慢慢地从自己身上转移到新生儿身上，开始主动参与照顾新生儿的工作，并期待自己能胜任母亲的角色。但由于知识和技能的缺乏，会导致新妈妈信心不足，这时候就需要他人的指导和鼓励了。

释放期：继执行期以后是释放期，此两期并无明显分界，不同女性的执行期时间也是不同的。释放期时，新妈妈终于能重新设定自己的新角色，这个过程会延伸到宝宝成长的岁月中。

喊话老公

"太多的负面情绪让我无法保持冷静和理智，可能与你无法有效沟通，请你理解我的处境，尽量谅解我。"

M♥M 出现这些信号，小心是产后抑郁

目前有很大比例的女性，都会在产后出现或多或少的抑郁倾向。无法接受自己的产后身材、宝宝跟自己想象不同、担心自己魅力减弱、遇到哺育困难、来自不同人群的压力、对老公的不满等，都会使女人的情绪一落千丈，或者绕在自己的情绪圈里无法自拔。如果不加以调整，很容易发展成产后抑郁症。

每一位患上产后抑郁症的新妈妈，症状都不一样，只有最了解她的人，可能是爸爸或是她最亲近的家人，才能分辨出她的表现是否异常。因此，新妈妈身边的人对预防和治疗产后抑郁起到的作用至关重要，需要警惕一些产后抑郁的信号：

● 胃口很差，什么都不想吃，体重有明显下降。

● 睡眠不佳或严重失眠，因此白天昏昏欲睡。

● 经常莫名其妙地发火。

● 几乎对所有事物失去兴趣，甚至说感觉到生活没有希望。

● 焦虑不安，常为小事而恼怒，或者几天不言不语、不吃不喝。

● 思想不能集中，语言表达紊乱，缺乏逻辑性和综合判断能力。

● 常常不由自主地过度自责，对任何事都缺乏自信。

这些迹象都是可以观察到的，除了及时带新妈妈去医院治疗外，如果爸爸和家人能更体贴和照顾新妈妈，也会帮她顺利走出产后抑郁。

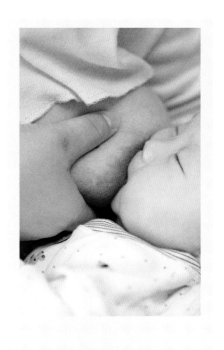

tips 一定重点看

产后抑郁的哺乳妈妈继续哺乳

对于患上产后抑郁的新妈妈来说，继续哺乳不但是为减轻抑郁能做的最好的事情，也是患病时能为宝宝做的最好的事情。

母乳喂养会减轻新妈妈的压力和疲劳，并帮助新妈妈身体分泌泌乳素，激发新妈妈的母性本能，缓解她的抑郁情绪。

DAD 爸爸让妈妈适当看电视、玩手机，调节心情

月子里不允许外出、限制看电视、手机被没收，还要为了可以"好好喂奶"而喝各种油腻的汤汤水水，这种日子让任何人都会觉得暗无天日。新爸爸首先要理解新妈妈产后身体发生了巨大的变化，并在她情绪低落的时候尽可能给予鼓励、理解和支持。

照顾月子里的新妈妈。无论新爸爸的工作多忙，都要适当抽出时间侍候月子。新爸爸无微不至的关怀、体贴入微的照顾会更加温暖新妈妈的心，让她感到做母亲的幸福和伟大，还能使夫妻之间的爱情之果更加成熟、甜蜜。

在家中多帮忙。承担固定的育儿任务，参与到育儿当中来，多承担家务活，如扫地、做饭、刷碗、收拾屋子、洗尿布等，力所能及的家务都要尽量去干。

安排新妈妈和朋友见面。允许新妈妈适当和外界联系，找到倾诉口非常重要，这可以让负面情绪得到疏导。但不要让新妈妈外出，可以安排新妈妈的朋友来家里。

如果新爸爸发现新妈妈不良情绪持续的时间太长，一定要引起注意，多多关心新妈妈的心理状态，以免抑郁情绪扩大化，使情况更严峻。

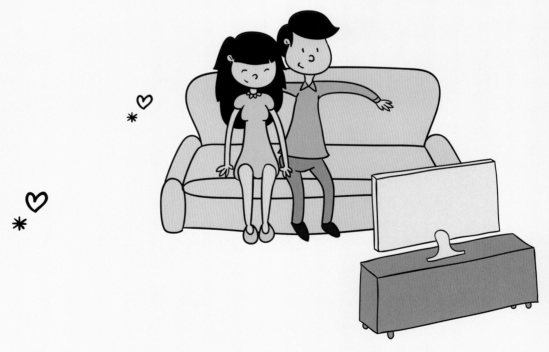

BABY 找到正确的包襁褓方式

在宝宝啼哭不止或睡不安稳的时候，有一招特别管用，那就是给宝宝包襁褓。

包襁褓，就是用棉布做成的小毯子包裹新生宝宝。千万不要小看了这条小毯子，它不仅能为宝宝保暖，还能帮助宝宝变得更平静，对那些哭闹的宝宝来说简直是一大利器。

正确的包襁褓方式也很重要，它可以帮助宝宝适应新的肢体顺直状态，步骤如下：

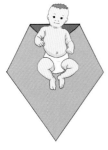 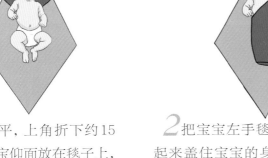

1 摊子铺平，上角折下约15厘米。把宝宝仰面放在毯子上，头部枕在折叠的位置。

2 把宝宝左手毯子的一角拉起来盖住宝宝的身体，并把边角从宝宝的右手臂下侧掖进宝宝身体后面。

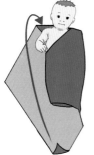 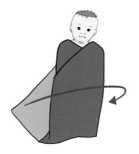

3 将毯子的下角折回来盖到宝宝的下巴以下，把被角掖到被子里。

4 把宝宝右手毯子的一角拉向身体左侧，并从左侧掖进身体下面。

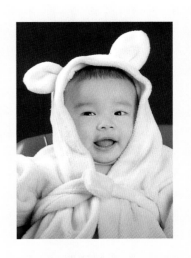

tips 一定重点看

包襁褓时要给宝宝足够的空间

在帮宝宝包襁褓时，要注意不能把宝宝包得太紧，而是要留出一定的空间以供宝宝的手脚自由活动，毕竟包襁褓的目的是给予宝宝安全感，而不是为了限制宝宝。

当然，并不是所有宝宝都喜欢被束缚在襁褓中，如果宝宝在襁褓中非常不安分，那最好将宝宝从襁褓中抱出来，看看他究竟需要什么。

🍽️ 一日三餐推荐

分娩后的新妈妈很容易产生抑郁情绪，不但影响新妈妈身体的恢复和精神状态，还会影响正常哺乳。此时，应多吃些鱼肉和海产品。

🐾 早 餐	（餐前：月子生化汤/粥）银鱼煎蛋饼❤+牛奶	
	加 餐	山楂红枣粥
☀ 中 餐	菠萝鸡翅+青椒土豆丝+芦笋口蘑汤❤+米饭	
	加 餐	水煮玉米
🌙 晚 餐	山药虾仁❤+番茄炒蛋+米饭	
	加 餐	木瓜花生汤

月子餐1

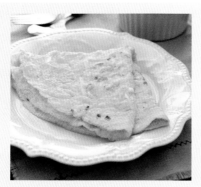

银鱼煎蛋饼 ⏱30分钟

原料：银鱼100克，鸡蛋2个，葱花、姜末、盐、植物油各适量。

做法：①鸡蛋打散。②油锅烧热，爆香葱花、姜末，放入银鱼煸炒至银鱼变白，捞出放入打散的鸡蛋中，撒上葱花、盐搅拌均匀。③油锅烧热，倒入鸡蛋液，凝固即可。

（功效）银鱼具有固本补气、补肾的功效，是为产后新妈妈滋补的佳品。

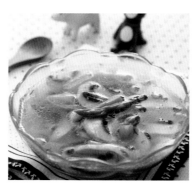

芦笋口蘑汤 ⏱30分钟

原料：芦笋4根，口蘑10朵，甜椒2个，葱花、盐、香油、植物油各适量。

做法：①芦笋洗净，切段；口蘑洗净，切片；甜椒洗净，切菱形片。②油锅烧热，下葱花煸香，放芦笋片、口蘑片、甜椒片略炒，加适量清水煮5分钟，再加盐调味。③最后淋上香油即可。

（功效）此汤既可以提高新妈妈的免疫力，还不会使脂肪堆积。

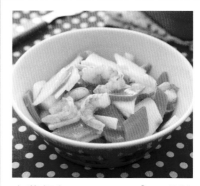

山药虾仁 ⏱20分钟

原料：山药200克，虾仁100克，黑木耳50克，鸡蛋清1个，盐、干淀粉、醋、植物油各适量。

做法：①山药去皮，洗净切片；虾仁洗净，去虾线，用鸡蛋清、盐、干淀粉腌制片刻；黑木耳洗净，泡发撕小朵。②油锅烧热，虾仁炒至变色后捞出，放山药、黑木耳同炒至熟，加醋、盐，翻炒均匀，再放入虾仁翻炒即可。

（功效）虾仁不仅有助分泌乳汁，还能提高哺乳妈妈乳汁的质量。

月子餐2		
早 餐	牛肉卤面 ♥	
加 餐	核桃百合粥	
中 餐	黄鱼豆腐煲 ♥ +西蓝花拌黑木耳+花卷	
加 餐	哈密瓜	
晚 餐	爆炒鸡肉+番茄烧茄子 ♥ +米饭	
加 餐	香菇瘦肉粥	

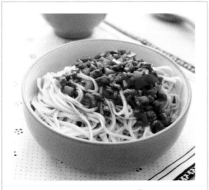

牛肉卤面 ⏱30分钟

原料：面条100克，牛肉50克，胡萝卜半根，红椒1/4个，竹笋1根，酱油、水淀粉、盐、香油、植物油各适量。

做法：①牛肉、胡萝卜、红椒、竹笋洗净，切丁。②面条煮熟，过水后盛入碗中。③油锅烧热，放牛肉煸炒，再放胡萝卜、红椒、竹笋翻炒，加酱油、盐、水淀粉，浇在面条上，最后淋上香油即可。

功效 牛肉卤面营养丰富，补充能量的同时有助抗疲劳，使新妈妈保持良好情绪。

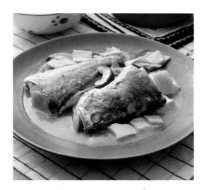

黄鱼豆腐煲 ⏱30分钟

原料：黄鱼1条，香菇4朵，笋片20克，豆腐100克，高汤、盐、白糖、香油、水淀粉、植物油各适量。

做法：①黄鱼处理干净，切两段；豆腐切块；香菇洗净切片。②黄鱼放入油锅中，煎至两面金黄，加白糖、笋片、香菇、高汤烧沸，放入豆腐，小火炖至熟透，用水淀粉勾芡，加盐，淋入香油即可。

功效 黄鱼对改善产后新妈妈筋骨酸痛、浑身无力、精神疲倦有良好疗效。

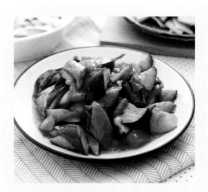

番茄烧茄子 ⏱30分钟

原料：茄子2根，番茄2个，青椒1个，盐、白糖、酱油、植物油各适量。

做法：①茄子、番茄洗净，切块；青椒洗净，切片。②油锅烧热，放入茄子煸炒至软，盛出备用。③另起油锅，烧热，放入番茄翻炒，放入适量盐、白糖、酱油，再倒入茄子、青椒继续煸炒，直至炒出番茄的全部汤汁即可。

功效 番茄中的维生素C和茄子中的维生素P，有助新妈妈美容养颜、抗衰老。

产后第2周
产后恢复，兼顾健康和美丽

恢复路上可能遇到的烦恼：洗头洗澡　宝宝脐带发炎

M⊗M 洗澡洗头是可以的，但不能受凉也是真的

新妈妈不是应该把注意力都集中到刚出生的宝宝身上吗？还顾得了自己够不够美，是不是蓬头垢面？反正又不用出门。错！

老一辈的观念认为月子里不能洗澡、洗头，新妈妈千万不要被这种旧习俗束缚。产后新妈妈新陈代谢较快，汗液增多，会使身体变得很脏，产生不良气味。所以新妈妈应按时洗澡，保持好个人卫生。而洗头可以促进头皮的血液循环，增加头发生长所需的营养物质，避免脱发、发丝断裂或分叉等问题。

因此，不管是哪个季节，如果伤口愈合了，家里又有洗浴的条件，就可以洗澡或洗头，但一定要避免受凉。洗澡要注意水温合适，洗后赶快擦干身体，及时穿好衣服，以免受风寒侵袭而感冒。洗头后如果头发未干不要扎起来，也不要马上睡觉，不然湿邪侵入，可能会让新妈妈头痛、脖子痛。

喊话老公

"我很想知道你还是不是像从前一样爱我。因为我看起来有点糟糕，甚至竟然有点嫉妒你更关心宝宝。"

	产后洗漱的讲究
刷牙	月子期间不刷牙、不漱口，口腔内细菌会大量繁殖，食物的残渣经过发酵、产酸会腐蚀牙齿，导致各种牙病，如龋齿、牙周炎、齿龈脓肿等。新妈妈最好选用软毛牙刷，使用时不会伤害牙龈。刷牙动作要轻柔，宜采用"竖刷法"。产后新妈妈身体较虚弱，对寒冷刺激较敏感，宜用温开水刷牙。早晚各刷1遍，每次吃完东西要及时漱口
洗脸	做个美丽的新妈妈就从每天洗脸开始。产后新妈妈洗脸最好用温水，尤其是油性或干性皮肤的妈妈
洗脚	对坐月子的新妈妈来说，每晚用热水泡泡脚，对恢复体力，促进血液循环，解除肌肉和神经疲劳大有好处。在洗脚的同时，不断地按摩足趾和足心，效果会更好。再次提醒新妈妈，洗脚绝不能用凉水

MOM 伤口愈合后才能淋浴

新妈妈可以进行简单的淋浴，顺产的新妈妈在分娩后2~5天便可开始洗澡，但不应早于24小时。剖宫产的新妈妈根据伤口恢复情况而定，伤口恢复得好，两个星期便可淋浴。洗澡时要用弱酸性的沐浴用品清洁外阴，但注意不要冲洗阴道内。

夏季洗澡注意事项。夏季天气炎热，加上产后大量出汗，新妈妈身上总是汗淋淋的，很不舒服，因此要经常洗澡。即便是夏季，新妈妈洗浴的水温也不可过低，否则会反射性地引起呼吸道痉挛，引起感冒。而且，新妈妈皮肤的毛孔全部张开着，身体受冷也易引起肌肉和关节酸痛。水温以37℃左右为宜，每次洗5~10分钟，洗后尽快擦干，以免受凉。

冬季洗澡注意事项。如果新妈妈在冬季坐月子，在洗澡之前，最好先打开浴霸，将室内温度调整至26℃后再洗澡。洗澡时，特别要注意水温适宜，最好在37℃左右或稍热一点，严防风寒乘虚而入。洗浴时间不宜过长，以5~10分钟为佳。洗澡时尽量避免大汗淋漓，因为出汗太多容易导致头昏、晕闷、恶心欲吐等问题。

tips 一定重点看

月子里洗头的
注意事项

洗头时应注意清洗头皮，并用手指轻轻按摩头皮。洗头的水温一定要适宜，最好在37℃左右。产后头发较油，也容易掉发，因此不要使用太刺激的洗发用品。洗完头后及时把头发擦干，并用干毛巾包一下，洗完后可用吹风机吹干，避免受凉。

DAD 爸爸给宝宝准备婴儿床

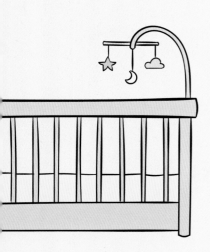

宝宝的睡觉问题，一直是棘手的问题。很多新爸爸在孕期已经布置好了婴儿房，但宝宝出生后的情况却是三人同睡！多么影响二人世界。特别是当新爸爸和新妈妈两人肩并肩躺在床上时，突然听到宝宝的哭声，又是多么让人无奈！

宝宝最喜欢妈妈身上熟悉的味道，尤其是在晚上。最好让宝宝跟妈妈睡在一起，这样方便晚上哺乳，而且如果宝宝晚上醒来，看到妈妈在身边，感受到熟悉的气息，会很快安睡。至于让宝宝和大人一起睡时，是否睡在同一张床上，不能一概而论，最重要的是，一定要遵守婴儿安全睡眠原则。

当然，建议让宝宝独立舒适地躺在自己的床上，自然入睡，这可以帮助他树立自己独立睡觉的概念，培养他良好的睡眠习惯。不同于布置婴儿房最好在孕期提前改动，婴儿床的准备工作完全可以等到宝宝出生后进行。但这个时候，就需要新爸爸一个人包揽重活。

婴儿安全睡眠原则

仰卧	俯卧位睡眠是婴儿猝死综合征的一个主要危险因素。仰卧位睡眠应该从出生开始，一直持续到婴儿可以自己在仰卧位和俯卧位之间自由转换
床面简洁	婴儿床垫要结实，床单要绷紧，床上不要放玩具和多余的垫子、枕头、棉被、毯子这些轻柔的、容易覆盖婴儿面部的东西
温度适合	睡眠时最好穿大小合适并与温度符合的睡裙或睡袋，防止婴儿"过热"（如出汗，胸部皮肤烫手），如果盖被子或毯子，顶边不要超过腋窝
安抚奶嘴	睡眠时使用安抚奶嘴可以预防婴儿猝死综合征，但安抚奶嘴上不能有绳子
睡眠环境	应避免婴儿在汽车座椅、沙发、婴儿车等地方长时间睡眠，特别是坐姿睡眠。新生儿的颈部肌肉薄弱，头部相对较重且很容易下垂，阻塞气道。在婴儿背带里，父母应该保持婴儿的脸可见，并处于织物的边缘以上，保持鼻子和嘴巴通畅

BABY 宝宝脐带脱落前，小心发炎

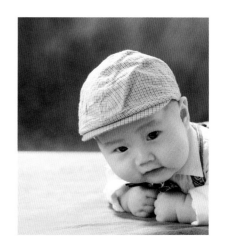

孕期，脐带就像一根看不见却强有力的纽带，将宝宝与妈妈牢牢连接在一起。待宝宝出生之后，有的爸爸会愿意（如果爸爸足够勇敢）帮宝宝剪断脐带，就像是迎接宝宝到来的重要仪式。

宝宝出生后脐带结扎，会使新生儿腹腔与外界之间的通道被堵塞。所剩下的2厘米左右的脐带残端，一般在出生后7~14天脱落，脱落的时间因不同的结扎方法稍有差别。但在脐带脱落前，脐部易成为细菌繁殖的温床，导致发生新生儿脐炎。预防新生儿脐炎最重要的是做好断脐后的护理，保持新生儿脐部的清洁卫生，具体护理方式如下：

● 在脐带脱落前，洗澡后要将脐带周围的水吸干，再用75%的酒精消毒，以左手拇指及食指将脐带周围的皮肤撑开，由根部往脐带面方向顺时针擦拭即可，每天至少3次。

● 不要将纸尿裤盖在脐部上方，保持脐部干燥，以免细菌滋生。

● 勤换纸尿裤，防止尿液污染脐带。如果脐部被尿湿，必须立即消毒。脐带在1~2周脱落后，就不再需要纱布覆盖，但仍然要保持脐部干燥和清洁。

● 如发现脐带根部发红，或脐带脱落后伤口不愈合，有脐窝湿润表现，应立即用3%的双氧水冲洗两三次后，用2%的安尔碘消毒，再用75%的酒精脱碘。

tips **一定重点看**　　　　　　**需要就医的脐带状况**

● 经常观察是否有感染的迹象，如果脐部炎症明显，出现流血、有异味、周围红肿、有肉芽组织或有化脓感染，需要马上去看医生。

● 脐带超过1个月未脱落，或者伤口未愈合则应立即送宝宝到医院治疗。

🍽 本周月子餐——补养气血

第2周了，新妈妈的身体慢慢恢复，为她增加一些补养气血、滋阴、补阳气的温和食物调理身体吧。

补血食物可以吃了。从这周起，可以松一口气了，新妈妈的伤口基本愈合，胃口也明显好转，她再也不会因为这方面问题而发脾气了。选择的食物种类可以多些，以调理气血，促进内脏收缩的食材为好，如猪心、红枣、猪蹄、红衣花生、枸杞等。

重恢复，别着急催乳。宝宝对乳汁需求量开始增加了，新妈妈开始为乳汁够不够而烦心，从准备的月子餐上帮帮她，适当添加猪蹄、花生、鲫鱼、牛奶、鸡蛋等，最好是在午餐时间添加。不过如果新妈妈母乳不太够，晚餐也可以多吃点高蛋白的食物。但切记本周的饮食重点仍然是恢复而不是催乳，妈妈和家人都不要太过着急。

注意补钙。新妈妈的补钙问题从现在开始关注，生产加哺乳，会让新妈妈体内钙含量下降，骨骼更新钙的能力也会下降。有研究表明，每分泌1000~1500毫升的乳汁，新妈妈就要失去500毫克的钙，乳汁分泌量越大，钙的流失量就越多。因此，给新妈妈多吃点牛奶、鸡蛋这种钙含量丰富，而且容易吸收的食物。如果食补效果不好，也可以在医生的指导下服用哺乳期可服用的钙剂。

tips 一定重点看

别以为天天喝骨头汤就是补钙

其实骨头汤里的钙并不多，补钙的效果很有限。而且骨头汤里脂肪很多，非常油腻，多喝反而易引起新妈妈不适，也会使乳汁中的脂肪含量过多，宝宝不易消化。

一周购买清单（除常备食材）

蔬菜	西蓝花、山药、南瓜、芋头、甜椒、紫菜、香菇、豆腐、青菜、银耳、西葫芦、胡萝卜、土豆、黄花菜、藕、白萝卜、西芹等
肉、河海鲜	鸡、腰花、鲈鱼、鲫鱼、虾、昂刺鱼、鸭肉、排骨、牛柳等
杂粮	黑米、薏米、玉米、红薯、黄豆、糙米、紫薯等
水果	梨、香蕉、菠萝、橙子、木瓜等
其他	鸡蛋、牛奶、莲子、板栗、面筋、酒酿、当归等

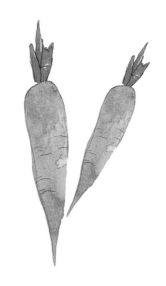

	🍳 早餐	点心	☀ 午餐	点心	🌙 晚餐	点心
第1天	黑米粥 鸡蛋紫菜饼	牛奶 蛋糕	米饭 香油腰花 意式蔬菜汤 甜椒面筋	梨子露 芋头	香油紫包菜 西蓝花肉片 昂刺鱼豆腐汤 南瓜饭	牛奶 面包
第2天	八宝粥 菜包	豆腐脑 烧饼	腊味芋头饭 清蒸鲈鱼 青椒土豆丝 红枣猪肚汤	酒酿鸡蛋	板栗烧鸡 绿色时蔬 山药鲫鱼汤 黑米饭	牛奶 豆沙包
第3天	虾仁粥	牛奶香蕉木瓜汁 全麦面包	米饭 海带烧鸭块 菠萝炒肉片 香菇青菜 白萝卜枸杞排骨汤	玉米 水果	黄酒蒸虾 清炒黄豆芽 黑豆腰花汤 薏米饭	红枣板栗粥
第4天	紫菜三鲜馄饨 鸡蛋	八宝粥	西芹炒百合 西葫芦胡萝卜肉片 黄花菜鲫鱼汤 米饭	梨子露 蛋糕	肉松香豆腐 烧鱼块 拌三脆 当归排骨汤 黑米饭	木瓜花生汤
第5天	山药粥 鸡蛋	牛奶 米糕	彩椒牛肉粒 炒红薯条 枸杞鸡汤 米饭	芝麻汤圆 水果	海米海带丝 炒生菜 山药鲫鱼汤 黄豆糙米饭	银耳莲子羹
第6天	花生紫米粥 鸡蛋	蒸红薯	清蒸鲈鱼 绿色时蔬 煮菜花 黑豆腰花汤 米饭	水果 紫薯	黄花菜烧肉 麻油菠菜 豆角炖排骨 黑米饭	牛奶 蛋糕
第7天	台式蛋饼	板栗粥	土豆烧肉 绿色时蔬 肉末烧茄子 黄花菜鲫鱼汤 米饭	玉米 香蕉	青椒牛柳 糖醋藕片 香菇青菜 芋头排骨汤 米饭	橙子胡萝卜汁 全麦面包

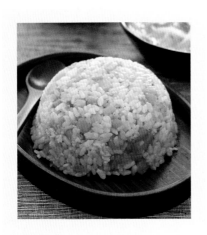

南瓜饭　　🕐 40分钟

原料：大米50克,南瓜100克。

做法：①南瓜洗净,切块;大米洗净。②将大米放入锅中,加适量水,小火煮至七成熟,放入南瓜块,待南瓜熟透即可。

（功效）南瓜以碳水化合物为主,脂肪含量很低,食用后有很好的饱腹感。

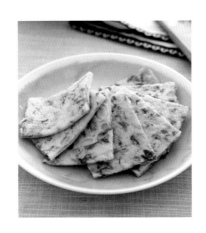

鸡蛋紫菜饼　　🕐 40分钟

原料：鸡蛋1个,紫菜8~10克,面粉、盐、植物油各适量。

做法：①鸡蛋磕入碗中,搅匀;紫菜洗净,撕碎,用水浸泡片刻。②鸡蛋液中加入面粉、紫菜、盐一起搅匀成糊。③油锅烧热,用大勺将面糊倒入锅中,小火煎成一个个圆饼。④出锅后切块即可。

（功效）紫菜富含钙、铁和碘,可以改善新妈妈贫血症状,辅助治疗产后水肿。

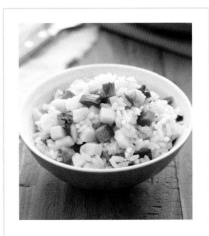

腊味芋头饭　　🕐 30分钟

原料：米饭200克,芋头3个,腊肠1根,葱花、植物油各适量。

做法：①芋头洗净,切丁;腊肠切丁。②米饭打散蒸热;芋头丁蒸熟;油锅烧热,煸香葱花,放入腊肠翻炒。③将芋头和腊肠放入米饭中,搅拌均匀即可。

（功效）食用芋头可帮助新妈妈排除体内毒素,预防便秘。腊味芋头饭可健脾养胃,补虚。

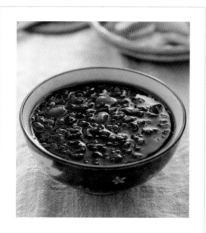

花生紫米粥 ⏱40分钟

原料：紫米50克，花生50克，白糖适量。

做法：①紫米洗净，放入锅中，加适量水煮30分钟。②放入花生煮至熟烂，出锅前加白糖调味即可。

（功效）紫米能补血，花生健脾补肾，搭配煮粥，对强身、补血有着很好的作用。

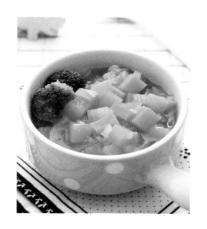

意式蔬菜汤 ⏱30分钟

原料：胡萝卜、南瓜、番茄、西蓝花、白菜各100克，洋葱1个，蒜蓉、高汤、橄榄油各适量。

做法：①胡萝卜、南瓜、番茄洗净，切块；西蓝花洗净掰朵；白菜、洋葱洗净，切碎。②锅内放橄榄油，中火加热，放入洋葱碎翻炒几分钟至洋葱碎变软。③锅内放蒜蓉和所有蔬菜，翻炒2分钟。④高汤倒入锅中，烧开后转小火炖煮10分钟即可。

（功效）意式蔬菜汤中的蔬菜，可以增进食欲，促进消化，预防便秘。

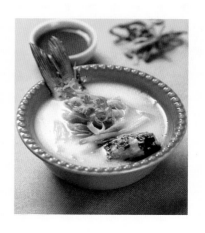

黄花菜鲫鱼汤 ⏱40分钟

原料：鲫鱼1条，黄花菜30克，香菜、盐各适量。

做法：①鲫鱼处理干净；黄花菜洗净。②锅置火上，加入适量清水，放入鲫鱼，用小火炖15分钟。③放入黄花菜、盐，炖煮10分钟，出锅时撒上香菜即可。

（功效）黄花菜鲫鱼汤益气健脾，通络下乳。黄花菜还可换成丝瓜或通草，效果相同。

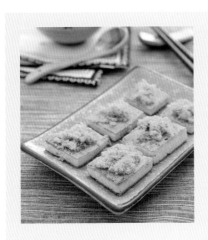

肉松香豆腐　　🕐30分钟

原料：豆腐200克,肉松30克,蒜片、椒盐、植物油各适量。

做法：①豆腐洗净,切成块。②油锅烧热,爆香蒜片,放入豆腐,用小火两面煎。③豆腐煎至金黄色后加入适量椒盐、肉松,将豆腐翻面,均匀粘上肉松即可。

功效 豆腐含有丰富的优质蛋白和钙,可提高乳汁质量,适合产后食用。

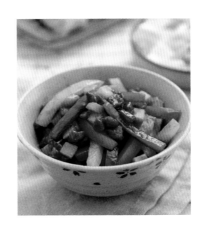

彩椒牛肉粒　　🕐40分钟

原料：牛肉200克,冬笋50克,彩椒100克,葱花、料酒、酱油、干淀粉、蚝油、盐、植物油各适量。

做法：①牛肉洗净,擦干,切丁,加入料酒、酱油、干淀粉腌制30分钟;冬笋洗净,切丁;彩椒洗净,切条。②油锅烧热,爆香葱花,放入牛肉,翻炒至变色,加入冬笋翻炒3分钟,加彩椒、蚝油翻炒均匀,加盐调味即可。

功效 牛肉中蛋白质含量较高,新妈妈常食牛肉有助于体力恢复。

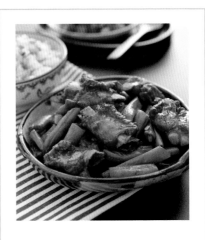

豆角炖排骨　　🕐40分钟

原料：猪排骨400克,豆角250克,姜片、蒜蓉、生抽、蚝油、白糖、植物油各适量。

做法：①猪排骨洗净,切块;豆角洗净,切段。②油锅烧热,爆香姜片、蒜蓉,倒入猪排骨,加入生抽、蚝油、白糖,翻炒至排骨变色,加水,用大火烧沸。③转小火,倒入豆角,炖煮至猪排骨熟透即可。

功效 豆角含有丰富的维生素C和膳食纤维;排骨可为新妈妈补充铁和蛋白质。

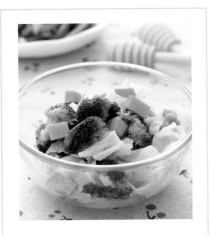

拌三脆　　　　　⏱20分钟

原料：干银耳1朵，胡萝卜、西蓝花各100克，香油适量。

做法：①干银耳泡发，剪去老根，撕成小朵；胡萝卜洗净，切丁；西蓝花洗净，撕成小朵。②锅内加水烧热，焯熟银耳、西蓝花和胡萝卜。③装盘后，淋入香油即可。

功效　银耳可美容养颜，胡萝卜和西蓝花富含膳食纤维和维生素，可调养新妈妈体质。

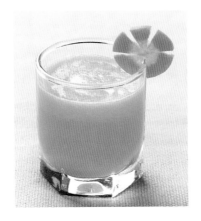

橙子胡萝卜汁　　⏱5分钟

原料：橙子2个，胡萝卜1根。

做法：①橙子去皮，取果肉；胡萝卜洗净，去皮切块。②将胡萝卜块和橙子肉一同放入榨汁机，加适量凉开水，榨汁即可。

功效　这道饮品含有丰富的维生素C和胡萝卜素，非常适合产后胃口不佳的新妈妈食用。

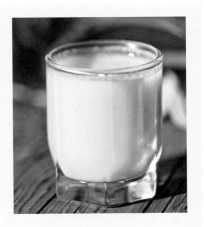

牛奶香蕉木瓜汁　⏱5分钟

原料：木瓜100克，香蕉1根，牛奶200毫升。

做法：①木瓜洗净，去皮去籽，切块；香蕉去皮，切块。②把切好的木瓜和香蕉放入榨汁机中搅打成汁，加入牛奶拌匀即可。

功效　牛奶可为新妈妈补充钙；香蕉可改善产后不良情绪；木瓜有助乳汁分泌。

产后第3周
出汗是身体在恢复

恢复路上可能遇到的烦恼：产褥汗　宝宝五官护理

M❤M 产褥汗是产后正常现象

新妈妈自然分娩后一般都会大量出汗，这种情况会持续2周。大量出汗与孕期血容量增加、分娩时消耗大量体力有关，不必太担心。另外，怀孕期雌激素水平明显增加，使孕妈妈身体内潴留一些水分，这些多余的体液在产后就要通过尿液和汗液排出。因此在产后2周内，新妈妈会经常出汗。

大量出汗，就需要适当饮水，补充体液，还要注意皮肤清洁，穿衣服要适当。如果穿得太厚，会妨碍汗液排出，穿得太少又容易感冒，应该与平时相似，不感觉寒冷或闷热即可。

M❤M 产后穿衣要点

宽大舒适：很多新妈妈怕产后发胖，体形改变，就穿紧身衣服，进行束胸或穿牛仔裤来掩盖已经发胖的身形。这样的衣着不利于血液流畅，特别是乳房受挤压极易患急性乳腺炎，产后衣着应以略宽为宜。

天然质地：新妈妈的衣服以棉、麻、丝、羽绒等质地为宜；贴身衣服以纯棉质地为好。这些纯天然材料柔软舒适，透气性好、可吸湿、保暖。

厚薄适中：夏季应注意防止长痱子或引起中暑，天热最好穿短袖，不要怕暴露肢体，如觉肢体怕风，可穿长袖；冬季应注意保暖后背和下肢。

喊话老公

"分娩时留下的伤口使我做任何一点动作都感觉疼痛，尽量用你宽阔的肩膀帮我多分担一些，特别是照顾宝宝的任务。"

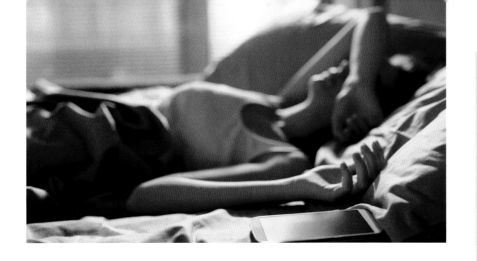

产后恶露排出时间

产后 1~3天	血性恶露	色鲜红，含大量血液，量多，有时有小血块，有少量胎膜及坏死蜕膜组织。血性恶露持续3~4天，子宫出血量逐渐减少，浆液增加，转变为浆性恶露
产后 4~10天	浆性恶露	色淡红，含少量血液和较多的坏死蜕膜组织、宫颈黏液、宫腔渗出液。浆性恶露持续10天左右，浆液逐渐减少，白细胞增多，变为白色恶露
产后 14天后	白色恶露	黏稠，色泽较白。含大量白细胞、坏死组织蜕膜、表皮细胞等。如果恶露持续2周以上、量多或为脓性、有臭味，或者伴有大量出血等症状，应立即就医，以免发生危险

M🐾M 关注恶露变化

不论是顺产还是剖宫产，新妈妈阴道内都会有血样的分泌物流出，也就是通常所说的恶露。这是子宫在分娩结束后将内部坏死的蜕膜随血液一起排出体外。在恶露排尽之前的这段时间，除了放松心情，还要多注意恶露的颜色和流量变化，备足卫生巾，剩下的就是等待了。

有时恶露可能会突然涌出，里面夹带着许多组织碎片；也可能像来月经一样，流得缓慢而平静。一般情况下，随着子宫逐渐愈合并恢复到原来的大小，恶露的颜色也慢慢由鲜红色变得越来越浅。在分娩2~3周后，恶露就会排干净，有些体质比较虚弱的女性可能会延长至6周左右。

恶露持续的时间因人而异，平均约为21天，短者可为14天。通过对恶露的观察，可以了解子宫恢复是不是正常。恶露多的新妈妈还要注意阴道卫生，每天用温开水清洗外阴部。选用柔软的消毒卫生纸，内裤和卫生巾要经常换洗，防止阴道感染。

DAD 爸爸定时查看妈妈刀口和恶露

在宝宝刚出生的几周里，新妈妈和新爸爸仿佛两只忙碌的蜜蜂。新妈妈会整天待在家里学做一个好妈妈，一心想着如何应对生活中发生的种种变化，无暇顾及其他。

新妈妈不要只顾着宝宝，而忽视自己的健康。全家人在欣喜之余，也要多关注新妈妈的状况。尤其是新爸爸，如果新妈妈是剖宫产，别忘了定时查看她腹部的刀口和血性恶露的变化。一旦新妈妈出现以下情况，立刻向医生求助：

- 不明原因腹痛。
- 身体发热或发冷。
- 排出的血块体积较大，或者呈胎膜状。
- 恶露伴有臭味。

尽管排出恶露是每个新妈妈都会经历的，没什么特别，但稍不注意，它就会引起一连串的问题。在恶露消失之前，新爸爸的一个重要任务就是密切注关注新妈妈的情况，让新妈妈尽量舒服一些。

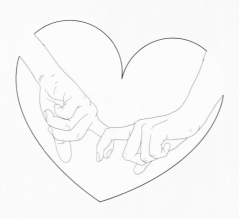

BABY 宝宝脱皮是常见现象

宝宝粉嫩、细滑的皮肤非常惹人怜爱，爸爸妈妈在怜爱之余也要注意对宝宝皮肤的护理，给予他更多细致入微的关注和照顾。

绝大多数新生儿都会有脱皮现象，不论是轻微的皮屑，还是像蛇一样的脱皮，爸爸妈妈都不必担心。只要宝宝饮食、睡眠都没问题，就是正常现象。

脱皮是由新生儿皮肤最上层的角质发育不完全造成的。此外，新生儿连接表皮和真皮的基底膜并不发达，使表皮和真皮的连接不够紧密，造成了表皮的脱落。这种脱皮的现象全身部位都有可能出现，但以四肢、耳后较为明显，只要于洗澡时使其自然脱落即可，无须采取保护措施或强行将脱皮撕下。若脱皮合并红肿或水疱等其他症状，则可能为病症，需要就医。

BABY 清洗宝宝的五官

虽说宝宝的日常护理并不是女性的"专属"工作，但大多数的妈妈还是倾向于亲力亲为。主要原因——当然是把宝宝娇嫩部位的护理交给爸爸不放心！担心他力度重、动作粗，弄疼宝宝。宝宝的五官很脆弱也很稚嫩，在进行护理时一定要谨慎。

眼睛。先洗净自己的双手，用棉签蘸上温开水（以刚浸湿、不滴水为宜），轻轻擦洗宝宝眼部的分泌物。如果分泌物较多，粘在睫毛上，可用消毒棉球蘸水放在眼部湿敷一会，然后再换一个干净的湿棉球，从里向外轻轻擦拭一遍，切记不要用同一个棉球重复来回擦拭。擦拭干净后，若有眼部感染需要滴眼药水的，让宝宝平躺，在闭眼时轻轻滴在内眼眦，待宝宝眼睛睁开时，药水自然会落入眼球。

鼻腔。宝宝跟大人一样，如果鼻痂或鼻涕堵塞了鼻孔，会很难受。一般情况下，大部分的鼻涕（如哭闹后的清水鼻涕）会自行消失，不需要处理。不过，如果鼻子被过多的鼻涕堵塞，宝宝呼吸会变得很难受，特别是在宝宝感冒时，黏稠的鼻涕比较多，要及时清理分泌物，以免堵住鼻腔，清理时可用最小号的棉签按同一个方向捻动，并往外拉。若已经堵住结块，可滴入几滴奶液，湿润后用同样方法处理。

口腔。新生儿的口腔黏膜又薄又嫩，不要试图去擦拭它。要保护宝宝口腔的清洁，可以在给他喂奶之后擦净口唇、嘴角、颌下的奶渍，保持皮肤黏膜干净清爽即可，但不需要给宝宝漱口。

耳朵。记住，不要随意给宝宝掏耳朵，否则容易伤到宝宝的耳膜，而且耳垢可以保护宝宝耳道免受细菌的侵害，但妈妈平时要多观察耳道是否被堵住或者有无异常气味。由于这个年龄段的宝宝会有溢奶的现象，若是未及时发现，可能会流到耳道或外耳郭。此时可以用干净浸湿的纱布擦拭前后耳郭、耳垂、外耳道残留的奶液。

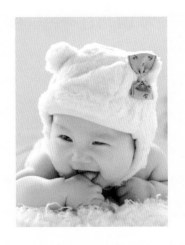

tips 一定重点看

两个软软的囟门

新生儿的囟门"小时大，大时小，渐渐大，不见了"，这很形象地道出了宝宝囟门的变化。新生儿头上有两个软软的空虚的部位，这就是囟门，有利于分娩中必要的头部变形。这是颅骨尚未愈合的表现，不必担心轻轻碰一下它就会受伤，因为上面都覆盖着一层紧密的保护膜。后部的囟门在6~8周时会完全闭合，而前囟门也会在1岁左右闭合。

🍽 本周月子餐——收缩内脏

怀孕期间，新妈妈的内脏被挤压得非常严重，再加上分娩对身体消耗很大，因此新妈妈需要利用月子期进行恢复调整，通过休息减轻身体疼痛感，调整饮食帮助子宫和盆腔收缩。

减少油脂的摄入。产后第3周，新妈妈要减少油脂的摄入。如鸡汤撇去浮油，鸡肉去皮食用，不但不影响摄入充足的蛋白质，还方便新妈妈产后瘦身。为了减少油脂的摄入，用营养相近的食物替代高热量食物也是有效的办法。

适当吃点粗粮。粗粮是碳水化合物、膳食纤维、B族维生素等营养物质的主要来源，也是热量的主要来源，其营养价值是肉、奶、蛋不能替代的。新妈妈可以适当吃一些燕麦、玉米、小米、红薯等粗粮。粗粮容易产生饱腹感，可以避免能量摄入过多，影响体形恢复。

常吃鱼和海产品。照顾宝宝的工作量大，体力消耗多，新妈妈的饮食应注意补充蛋白质，以鱼和海产品为主。与畜肉相比，鱼和海产品具有蛋白质含量高、脂肪含量低的特点。另外，鱼类和海产品的脂肪质量也高于畜肉，含有较多的多不饱和脂肪酸，特别是 ω -3脂肪酸。多吃鱼和海产品可提高哺乳妈妈乳汁的质量，促进宝宝神经系统发育。

一周购买清单（除常备食材）	
蔬菜	菠菜、藕、油菜、茼蒿、番茄、土豆、小白菜、西芹、豆角、娃娃菜、西蓝花、茄子、山药、空心菜、胡萝卜、青椒、香菇、豆腐、南瓜等
肉、河海鲜	鸭肝、鲈鱼、排骨、鸡肉、牛肉、虾仁、猪瘦肉、带鱼、牡蛎等
杂粮	黄豆、燕麦、红豆等
水果	苹果、草莓、火龙果、橙子、猕猴桃等
其他	鸡蛋、牛奶、酸奶、榛子、核桃、板栗等

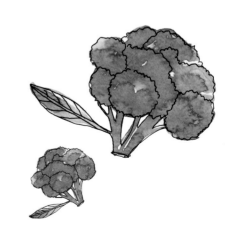

	🍳 早 餐	点 心	☀ 午 餐	点 心	🌙 晚 餐	点 心
第1天	鸡汤馄饨♡ 苹果	榛子 酸奶	米饭 青椒土豆丝 什锦烧豆腐 排骨海带汤	紫菜包饭	番茄鸡蛋面 香菇油菜 双椒里脊丝♡	银耳莲子羹
第2天	全麦面包 鸡蛋 牛奶	板栗糕 草莓	米饭 盐水鸭肝 蒜蓉茄子 番茄炒鸡蛋	粗粮饼干 酸奶	米饭 香菇油菜 洋葱炒牛肉♡	杂粮蔬菜瘦肉粥♡
第3天	红枣小米粥 花卷	核桃 火龙果	米饭 蒜蓉空心菜 虾仁豆腐羹♡ 土豆炖牛肉	全麦面包 牛奶	番茄面片汤 豆角小炒肉 清蒸鲈鱼♡	牛奶 全麦面包
第4天	扬州炒饭♡ 青菜汤	粗粮饼干 酸奶	米饭 什锦西蓝花 香菇山药鸡 紫菜蛋汤	板栗 橙子	素蒸饺 百合炒牛肉 虾仁豆腐羹♡	番茄菠菜面
第5天	火腿奶酪 三明治♡ 猕猴桃酸奶	红豆西米露	米饭 西蓝花烧双菇 凉拌藕片 排骨海带汤	芝麻糊	豆角肉丁面 清炒小白菜 清蒸鲈鱼	什锦麦片
第6天	牛肉鸡蛋粥 海米海带丝♡	水果沙拉	米饭 糖醋排骨 什锦豆腐 清炒小白菜	紫菜包饭	米饭 凉拌藕片♡ 核桃乌鸡汤♡	牛奶 全麦面包
第7天	杂粮煎饼 豆浆	核桃 酸奶	番茄鸡蛋面 甜椒牛肉丝 蒜蓉西蓝花	粗粮饼干 猕猴桃酸奶♡	黄豆芝麻粥 肉片炒香菇 土豆饼	红豆薏米汤

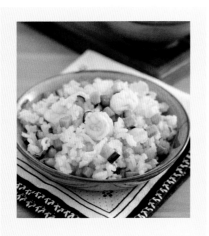

扬州炒饭　　⏱20分钟

原料： 米饭100克，鸡蛋1个，火腿50克，黄瓜、青豆、虾仁各50克，盐、植物油各适量。

做法： ①米饭打散；鸡蛋加盐打散；黄瓜洗净切丁，火腿切丁；青豆洗净；虾仁洗净，去虾线。②油锅烧热，倒入打散的鸡蛋，炒成块，盛出备用。③底油烧热，放入火腿丁、青豆、虾仁翻炒出味，加入米饭、鸡蛋块、黄瓜丁翻炒开，加盐翻炒均匀即可。

功效 扬州炒饭味道鲜美，营养丰富，有利于促进食欲，帮助新妈妈恢复身体。

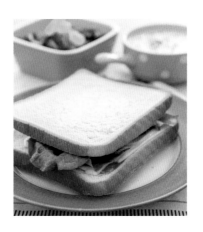

火腿奶酪三明治　　⏱10分钟

原料： 吐司2片，生菜叶1片，番茄1个，奶酪、火腿、番茄酱各适量。

做法： ①生菜叶洗净；番茄洗净，切片；火腿切片。②在一片吐司上依次铺上生菜叶、番茄片、奶酪、火腿片，涂抹番茄酱，盖上另一片吐司，放入烤箱烘烤5分钟即可。

功效 奶酪中的钙含量高，且易吸收，能够补充新妈妈因哺乳流失的钙。

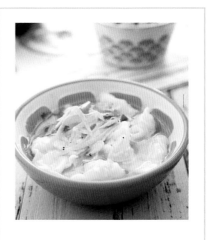

鸡汤馄饨　　⏱30分钟

原料： 鸡肉250克，馄饨皮300克，虾仁50克，鸡蛋1个，香菜、虾米、鸡汤、盐、香油、植物油各适量。

做法： ①鸡肉洗净，与虾仁共同剁碎，加盐拌成馅；鸡蛋加盐打散，入油锅摊成饼，盛出切丝，备用。②馄饨皮包入馅，包成馄饨。③鸡汤煮沸，下馄饨煮熟盛出，撒上鸡蛋丝、虾米、香菜，淋上香油即可。

功效 鸡汤馄饨营养均衡，易于消化，适合产后体虚的新妈妈食用。

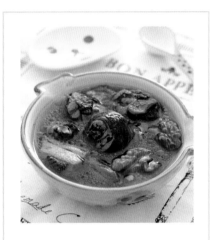

核桃乌鸡汤 ⏱120分钟

原料：乌鸡半只，核桃4颗，枸杞、葱段、姜片、料酒、盐各适量。

做法：①乌鸡洗净，切块，入水煮沸，去浮沫。②加核桃、枸杞、料酒、葱段、姜片同煮。③再开后转小火，炖至肉烂，加盐调味即可。

功效 乌鸡温和滋补、益气养血，可提高乳汁质量，减轻产后乏力、头晕等不适。

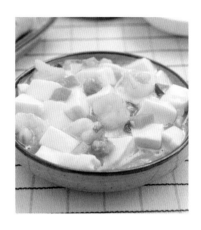

虾仁豆腐羹 ⏱30分钟

原料：虾仁50克，青豆30克，嫩豆腐1盒，胡萝卜、葱花、姜末、料酒、鸡汤、盐、水淀粉、香油、植物油各适量。

做法：①胡萝卜洗净，去皮切丁；虾仁洗净，去虾线；嫩豆腐切丁。②油锅烧热，爆香葱花、姜末，放入胡萝卜丁、虾仁、青豆翻炒，加料酒、鸡汤、盐调味。③放入嫩豆腐，小心翻动，大火收汤，加水淀粉勾芡，淋上香油即可。

功效 虾能提高人体免疫力，和豆腐同食，还可帮助哺乳妈妈分泌乳汁。

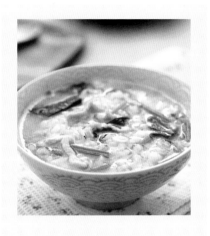

杂粮蔬菜瘦肉粥 ⏱60分钟

原料：大米、糙米各50克，猪肉100克，菠菜、虾皮、盐、植物油各适量。

做法：①大米、糙米洗净，煮成粥备用；菠菜洗净，焯水后切段；猪肉洗净，切丝。②油锅烧热，倒入虾皮爆香，放入猪肉丝略炒，加水煮开，放入杂粮粥和菠菜段，再煮片刻至熟后加盐调味即可。

功效 猪肉和菠菜同食可补铁，适合产后气血两虚、四肢乏力的新妈妈食用。

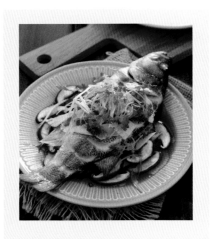

清蒸鲈鱼 ⏱20分钟

原料： 鲈鱼1条，鲜香菇4朵，熟火腿40克，笋片30克，香菜叶、盐、料酒、酱油、姜丝、葱丝、植物油各适量。

做法： ①鲈鱼处理干净放入蒸盘中；鲜香菇洗净，切片，入油锅略炒后取出摆在鱼身内及周围处。②火腿切片，与笋片一同码在鱼身上，将姜丝、葱丝放入蒸盘，加盐、酱油、料酒。③锅中加适量水，大火烧开，放入蒸盘，大火蒸8~10分钟，鱼熟后取出，撒上香菜叶即可。

功效 鲈鱼可益气补血，健脾养胃，有助于产后恢复身材，也是催乳食材。

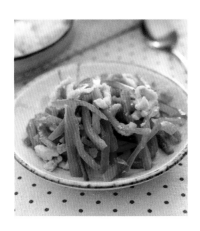

双椒里脊丝 ⏱30分钟

原料： 猪里脊肉200克，青椒、红椒、干淀粉、盐、植物油各适量。

做法： ①猪里脊肉洗净，切丝，加入干淀粉抓一下；青椒、红椒洗净，切丝。②油锅烧热，加入猪里脊肉丝，炒至变色。③加入青椒丝、红椒丝炒熟，加盐调味即可。

功效 猪肉中的铁和蛋白质含量很高，可改善新妈妈产后缺铁性贫血症状。

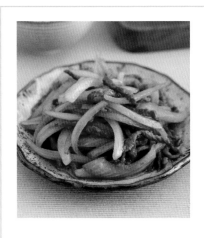

洋葱炒牛肉 ⏱40分钟

原料： 牛腩150克，洋葱25克，鸡蛋清1个，酱油、盐、白糖、水淀粉、植物油各适量。

做法： ①牛腩洗净，切丝；洋葱去皮，洗净，切丝。②牛肉丝中加入鸡蛋清、盐、白糖、水淀粉搅拌均匀。③油锅烧热，放入牛肉丝、洋葱煸炒，调入酱油，加盐调味即可。

功效 哺乳妈妈常食牛肉可增强体力，补中益气，搭配洋葱食用，可增强免疫力。

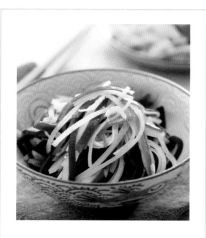

海米海带丝 ⏱20分钟

原料：海带丝200克，海米50克，红椒、土豆、姜片、盐、香油、植物油各适量。

做法：①红椒、土豆洗净，切丝；姜片洗净，切细丝。②油锅烧热，将红椒丝以微火略煎一下，盛起。③锅中加清水烧沸，将海带丝、土豆丝煮熟软，捞出装盘，待凉后将姜丝、海米及红椒丝撒入，加盐、香油拌匀即可。

（功效）海米中含有丰富的蛋白质和矿物质，可以滋阴补血、益气健脾。

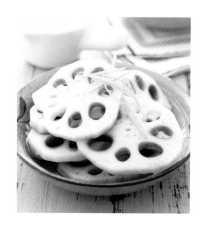

凉拌藕片 ⏱15分钟

原料：藕200克，柠檬半个，蜂蜜、盐各适量。

做法：①藕洗净去皮，切薄片，沸水中加盐，焯熟藕片，取出放凉。②将柠檬汁与适量蜂蜜调和；柠檬皮切丝。③将调好的柠檬汁淋在藕片上，柠檬丝做装饰，待入味即可。

（功效）柠檬和藕不仅有助提高食欲，还可益血生津、健脾养胃。

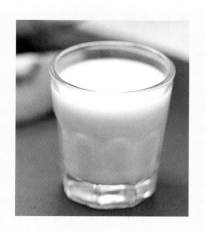

猕猴桃酸奶 ⏱5分钟

原料：猕猴桃2个，酸奶250毫升。

做法：①猕猴桃去皮，切块。②将猕猴桃、酸奶放入榨汁机中，打匀即可。

（功效）猕猴桃含有丰富的维生素和矿物质，有助于提高新妈妈的身体免疫力。

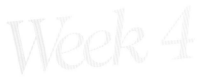

产后第4周
所有改变都是成为妈妈的功勋章

恢复路上可能遇到的烦恼：身材恢复　宝宝惊跳反射

MOM 是否绑收腹带因人而异

爱美是人的天性，更是每个女性一生的执着追求。很多新妈妈在产后无法忍受走样的身材，为了收紧松垮的肚子，会选择绑收腹带。其实是否用收腹带要因人而异。

对哺乳的新妈妈来说，使用收腹带束缚，会勒得胃肠蠕动减慢，影响食欲，造成营养失调，乳汁减少。如果绑得太紧还会使腹压增高，盆底支持组织和韧带的支撑力下降，从而造成子宫脱垂、阴道膨出、尿失禁等症状，危害新妈妈的健康。

剖宫产的新妈妈在手术后，最好使用收腹带包裹腹部，因为这样做有利于缓解疼痛，促进伤口愈合。但是，最好在下床活动时用，卧床后应解下，腹部拆线后，不宜长期使用收腹带。另外，如果新妈妈内脏器官有下垂症状，最好绑上收腹带，有对内脏进行举托的功效。一旦复原，就要松开收腹带。

喊话老公

"虽然我也想快点瘦回产前，但如果你在我面前说哪个女明星生孩子后，身材恢复得很快，或是提醒我该去健身了，我会非常生气！"

MOM 妈妈哺乳就是在瘦身

又要喂奶，又要照顾宝宝，新妈妈又累又烦躁，尽管如此，她已经开始担心自己的身材何时才能恢复，却又听说母乳喂养期间要保持肥胖，才能乳汁充足，这其实是错误的观念。

哺乳期做体重管理是一件可以做，也非常容易实现的事情。在哺乳期的前3个月，新妈妈怀孕时在体内储存的脂肪，可以借助哺乳消耗掉。由于哺乳妈妈所消耗的热量较多，自然比不哺乳的新妈妈容易恢复产前的身材。同时，哺乳还可加强母体新陈代谢和营养循环，将体内多余的营养成分输送出来，减少皮下脂肪的堆积。

想想看，只要抱着宝宝喂奶就可以消耗热量，这是件多么美好的事情。

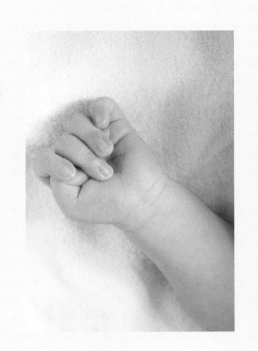

产后半年内的瘦身方案

时间	重点	方案
产后1个月	低强度的运动	只要恢复良好，新妈妈就可以适当走路和做产后健身操。剖宫产妈妈避免进行跑跳动作和过度拉伸，也不要做躯干屈曲的动作，类似卷腹、仰卧起坐
产后2个月	循序渐进减重	产后2个月的新妈妈身体恢复后，即使母乳喂养也可以开始循序渐进地减重了，可以适当加大运动量，并通过适当减少饮食的量、提高食物的质来调整和改善饮食结构
产后4个月	加大减肥力度	非哺乳新妈妈在产后满4个月后就可以像产前一样减肥了，不过对于仍然进行母乳喂养的新妈妈来说，还是要坚持产后2个月以后的减肥原则，即适当减少食量和适度增加运动
产后6个月	必须进行减重	无论哺乳新妈妈还是非哺乳新妈妈，在产后满6个月后都应该进行减重了，否则脂肪一旦真正形成，以后减肥会非常难。新妈妈可采取有效的运动瘦身方式，比如游泳、产后瑜伽等

DAD 爸爸多赞美，避免体重类话题

身形恢复可不是一件容易的事，产后，新妈妈还在恢复期，就要忍受带孩子的劳累和产后的各种不适。如果新爸爸肯多帮她分担一点照顾宝宝的任务，为她留出做运动的时间，她会非常高兴。

月子虽然只有短短的42天，却是每个女人异常敏感的时期。这时夫妻之间最需要沟通和理解，新爸爸不仅要在生活上悉心照顾新妈妈，更要在精神上开导和理解她。多陪伴她，多赞美她的母性魅力，帮助她接受自己变化的身体。告诉她，无论现在她是什么样子，都依然爱她。如果新爸爸能给予新妈妈无微不至的关怀、体贴入微的照顾，会更加温暖她的心，还能使夫妻之间的爱情之果更加成熟、甜蜜。

BABY 惊跳反射随宝宝长大会消失

宝宝的各种反射真是非常奇妙的生理现象。大多数宝宝刚出生就会吸吮乳汁，这是我们最熟悉的一种反射。同样奇妙的还有觅乳反射，试着轻轻摩挲宝宝的脸颊，他很可能转过头来寻找奶源，这是柔弱无助的新生儿寻找食物的本能。此外，还有值得爸爸妈妈关注的惊跳反射。

由于新生儿神经系统尚未发育完全，因此抑制功能较差，宝宝睡着后偶尔会有局部的肌肉抽动现象，如手指或脚趾轻轻地颤动、下巴不由自主地抖动；或是当宝宝受到惊吓和突如其来的刺激时，会有双臂伸直、手指张开、背部伸展或弯曲等举动，常令爸爸妈妈十分心疼。这种惊跳反射在宝宝出生后3~5个月会消失。此时，只要用手轻轻按住宝宝身体的任何一个部位，就可以使宝宝安静下来。

但若为寒冷季节，要注意宝宝的身体颤动、下巴抖动是否为保暖不足，如果是的话，需要及时添加衣物，做好防寒御寒措施。

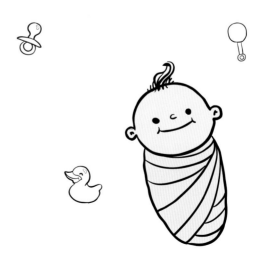

BABY 教宝宝区分白天和黑夜

如果新手父母的睡眠需求总是得不到满足，那就该好好研究一下如何哄宝宝的问题了。虽然随着宝宝的成长，他在晚上会睡得越来越多，白天睡得越来越少，等到1周岁时，宝宝白天的小睡几乎消失，晚上能够一觉睡到天亮。但在那一天到来之前，调节宝宝在白天和晚上的睡眠时间，是爸爸妈妈要完成的任务。

很明显，宝宝白天睡得越多，晚上睡得就越少。在尽情享受那长达三四个小时闲适的午休时光时，爸爸妈妈应该想想晚上会为此付出多少代价。但这并不意味着要"矫正"宝宝白天的睡眠时间，不然他会非常疲倦，反而影响晚上正常入睡。

有些宝宝是"夜猫子"，当大人想睡觉的时候，他非常清醒。在最初的几天里，爸爸妈妈能做的不太多。但在宝宝出生2周后，就可以开始教他区分白天和黑夜。

白天，尽可能多与宝宝互动。 当宝宝在白天保持警觉和清醒时，尽可能多地和他互动、玩耍，保持房子和他的房间明亮，不要担心像电话、音乐或洗碗机这样的常规日间噪声，如果他试图在吃奶时睡觉，唤醒他。但一定要建立一个定期的午睡计划——白天持续的规律睡眠有助于调节夜间睡眠状态。

晚上，调暗灯光，调低声音，保持平静。 宝宝晚上醒着的时候不要和他玩耍，不要花太多时间和他说话，不久他就会开始意识到夜晚是用来睡觉的。开始试着遵循睡前惯例，找到一个舒缓的就寝方式并坚持下去，比如洗个澡、唱首摇篮曲，每天晚上在同一时间上床睡觉，并给他一个晚安吻。如果宝宝有一个较晚睡眠的计划，不要突然把睡觉时间提早（如从21点移动到19点），循序渐进，找到你觉得最适合宝宝的时间就好。

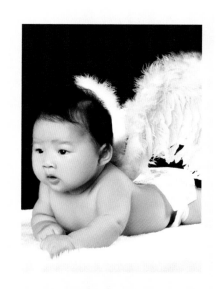

tips 一定重点看

不要强求宝宝白天深睡

对于大多数宝宝，一开始的睡眠不分白天黑夜，但是出生6周后，80%的宝宝白天的睡眠变得糟糕起来，时间短、睡眠浅、易醒、要抱睡、放下就醒，满3个月后睡眠情况逐渐好转。

一般来说，3~4个月是宝宝日夜睡眠开始有区分的一个调整过渡时期，妈妈不必着急，顺应宝宝的变化，不要强求宝宝白天有1~2个小时的深睡眠。

🍽 本周月子餐——保持母乳量

本周是新妈妈体质恢复的关键时期。哺乳妈妈可以选择一些低脂、低热量的滋补食材，以易消化为主，但不要吃过量，保证乳汁分泌。

适量补充催乳食物。说到催乳，新妈妈和家人首先会想到鲫鱼汤、猪蹄汤。其实催乳并非一定是肉汤鱼汤，也可以选择其他汤类，既让奶量充足，又可修复元气且不发胖。每天喝牛奶、多吃新鲜蔬果，都有利于通乳催乳。此外，还要重视水分的补充，这是乳汁分泌的基础。

菜中适当放些调料。新妈妈在这一阶段的饮食要以清淡为主，在菜里可以适当放一些调料。但要少于一般人的量，切记不可过多，盐也要尽量少放。适当放一些葱、姜、蒜等调料，不仅可以促进食欲，还能帮助排出体内毒素。

别随意用中药催乳。很多新妈妈会用中药来帮助催乳。在此之前，要先咨询医生后再用药。气血虚弱型缺乳是由于妈妈在分娩时出血过多，或平时身体虚弱，导致产后乳汁少或不下。表现为柔软不胀、面色苍黄、神疲乏力、头晕耳鸣、心悸气短、腰酸腿软等，一般可服用补血益气与通乳的药材，如黄芪、党参、当归、通草等。肝郁气滞型缺乳与妈妈在产后生气、精神压力大以及心情抑郁有关，表现为乳房胀满疼痛、胃胀痛、舌苔薄黄等，宜用行气活血药物，如王不留行。

tips 一定重点看

轻微腹泻不用担心

现在，新妈妈为了催乳而喝下了较多的汤，可能会有轻微的腹泻，多吃些汤中的蔬菜，适当减少每餐催乳汤的摄入，腹泻情况就会有所改善。

一周购买清单（除常备食材）

蔬菜	小白菜、紫菜、芹菜、菠菜、豆角、油菜、青菜、西葫芦、豆腐、芦笋、番茄、南瓜、生菜、丝瓜、土豆、冬瓜、藕、黄豆芽、香菇、黄瓜、金针菇等
肉、河海鲜	虾仁、牛肉、牡蛎、猪肉、鳜鱼、鲈鱼、带鱼、乌鸡等
杂粮	红豆、黑豆等
水果	苹果、香蕉、草莓、木瓜、雪梨等
其他	开心果、核桃、鸡蛋、牛奶、榛子等

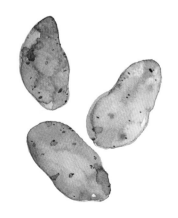

	☀ 早 餐	点 心	☀ 午 餐	点 心	☾ 晚 餐	点 心
第1天	全麦面包 牛奶 苹果	粗粮饼干	米饭 清炒小白菜 海参豆腐汤♡ 青椒炒肉丝	水果牛奶饮♡ 开心果	米饭 番茄焖牛肉 豆角炒肉丁 香菇油菜	红豆薏米汤
第2天	芝麻烧饼 豆浆 香蕉	全麦面包 菠菜橙汁♡	米饭 家常焖鳜鱼 虾仁西葫芦 清炒油菜	核桃 苹果 牛奶	牛肉饼 香干炒芹菜 芦笋炒百合 清蒸鲈鱼	银耳莲子羹
第3天	番茄炒饭♡ 牛奶 草莓	榛子 酸奶	米饭 什锦烧豆腐 牡蛎烧生菜 丝瓜金针菇 排骨海带汤	红豆西米露	番茄鸡蛋面 香菇豆腐塔♡ 凉拌土豆丝	牛奶 全麦面包
第4天	火腿奶酪 三明治 苹果	酸奶草莓布丁	米饭 五香带鱼 凉拌黄豆海带丝♡ 蒜蓉茄子 鱼香茭白♡	紫菜包饭	米饭 糖醋虾 芦笋炒百合 排骨冬瓜汤	番茄面片汤
第5天	山药豆浆粥 平菇芦笋饼	蔬菜沙拉	黑豆饭 糖醋莲藕 核桃乌鸡汤 西蓝花烧双菇 土豆烧牛肉	芝麻糊 苹果	米饭 菠菜炒鸡蛋 奶香蘑菇汤♡ 炖排骨	紫菜三鲜馄饨
第6天	西蓝花培根 意面♡ 牛奶	粗粮饼干 酸奶	米饭 甜椒牛肉丝 凉拌素什锦 丝瓜鱼头豆腐汤♡ 蒜香黄豆芽	奶炖木瓜 雪梨	米饭 香菇油菜 豌豆鸡丝 青椒土豆丝 糖醋排骨	红薯粥
第7天	牛肉蒸饺♡ 豆浆	核桃 香蕉 酸奶	豆腐馅饼 凉拌黄瓜 排骨海带汤 虾仁西葫芦 青椒土豆丝	全麦面包 牛奶	米饭 莴笋炒山药♡ 肉丝银芽汤 凉拌番茄	玉米胡萝卜粥

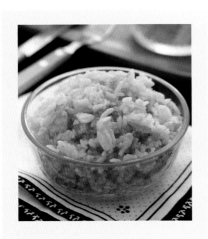

番茄炒饭　⏱20分钟

原料：米饭100克，番茄1个，鸡蛋1个，盐、植物油各适量。

做法：①米饭打散；鸡蛋加盐打散；番茄洗净，去皮切片。②油锅烧热，倒入鸡蛋炒成蛋花，盛出备用。③底油烧热，翻炒番茄至出汤，加入米饭翻炒均匀，放入鸡蛋翻炒，加盐调味即可。

功效 番茄炒饭能增进食欲，有利消化，对新妈妈便秘、头晕乏力等症状有一定疗效。

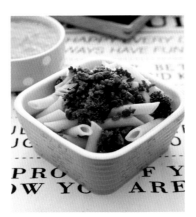

西蓝花培根意面　⏱10分钟

原料：通心粉400克，西蓝花200克，培根200克，柠檬半个，橄榄油适量。

做法：①西蓝花洗净，掰朵；培根切碎。②油锅烧热，放入培根碎，翻炒至呈金黄色。③另起一锅，加水烧开，放入通心粉，快煮熟时放入西蓝花，全部煮好后捞出沥干。④煮熟的通心粉和西蓝花盛入盘中，撒上培根碎，淋上橄榄油，挤入适量柠檬汁即可。

功效 西蓝花培根意面富含维生素、蛋白质和钙，可补充体力，改善产后记忆力下降。

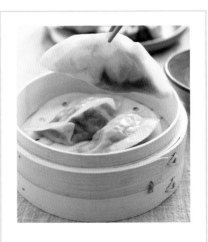

牛肉蒸饺　⏱30分钟

原料：牛肉馅300克，饺子皮、盐、酱油、香油各适量。

做法：①牛肉馅中加盐、酱油、香油调味。②将牛肉馅包入饺子皮，做成水饺。③饺子上笼，隔水蒸熟即可。

功效 牛肉蒸饺可以益气补虚，有助缓解产后疲倦、失眠等症状。

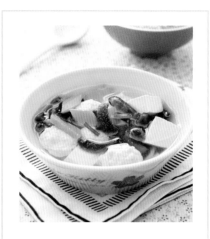

海参豆腐汤　⏱40分钟

原料：海参2只，猪肉末80克，豆腐1块、胡萝卜片、黄瓜片、葱段、酱油、姜片、盐、料酒各适量。

做法：①海参处理干净，清水泡发，以沸水加料酒和姜片焯烫，切寸段；猪肉末加盐、酱油、料酒做成丸子；豆腐切块。②海参放进锅内，加适量清水，放葱段、姜片、盐、料酒煮沸，加入丸子和豆腐，与海参一起煮至入味，最后加胡萝卜片、黄瓜片稍煮即可。

功效　海参可治疗产后缺乳，但此汤增乳快，必须保证在乳腺畅通的情况下食用。

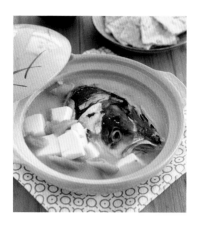

丝瓜豆腐鱼头汤　⏱60分钟

原料：丝瓜150克，鱼头1个，豆腐100克，姜片、盐、植物油各适量。

做法：①丝瓜洗净去皮，切滚刀块；豆腐切块；鱼头洗净，劈成两半。②油锅烧热，将姜片爆香，放入鱼头略煎，加适量清水，用大火烧沸，煲30分钟。③放入豆腐和丝瓜，再用小火煲15分钟，出锅前加盐调味即可。

功效　豆腐和丝瓜都有促进乳汁分泌的功效，还可缓解气血阻滞造成的乳房肿痛。

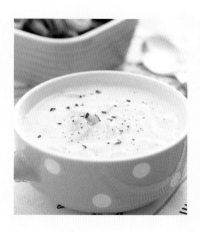

奶香蘑菇汤　⏱20分钟

原料：蘑菇250克，牛奶125毫升，洋葱半个，面粉、盐、黑胡椒粉、黄油各适量。

做法：①蘑菇洗净，沥干水，切片；洋葱洗净，切末。②热锅放入黄油，待黄油熔化后放入面粉翻炒1分钟，盛出备用。③用锅中剩余的黄油翻炒蘑菇片、洋葱末片刻，倒入牛奶、适量水及炒过的面粉，搅匀。④调入盐、黑胡椒粉，搅拌均匀即可。

功效　牛奶中的优质蛋白可提高哺乳妈妈的乳汁质量，蘑菇可治疗产后体虚。

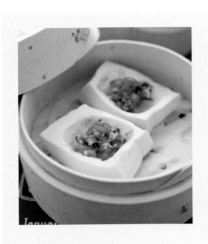

香菇豆腐塔　🕐30分钟

原料：豆腐300克，鲜香菇3朵，榨菜、白糖、盐、干淀粉、香油、植物油各适量。

做法：①将豆腐切成四方小块，中间挖空；鲜香菇洗净，剁碎；榨菜剁碎。②油锅烧热，放入香菇碎略炒，盛出。③鲜香菇和榨菜用白糖、盐、干淀粉拌匀，制成馅料。④将馅料塞入豆腐中，摆在笼中，隔水蒸熟，淋上香油即可。

功效 豆腐富含优质蛋白和各种矿物质，有利于补充新妈妈因哺乳流失的钙。

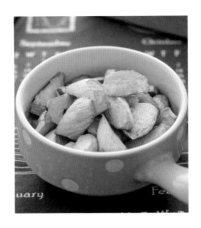

鱼香茭白　🕐30分钟

原料：茭白4根，料酒、醋、水淀粉、酱油、姜丝、葱花、植物油各适量。

做法：①茭白去外皮，洗净，切块；料酒、醋、水淀粉、酱油、姜丝、葱花调和成鱼汁。②油锅烧热，下茭白炸至表面微微焦黄，捞出沥干。③油锅留少量油，下茭白、鱼汁翻炒均匀，收汁撒上葱花即可。

功效 茭白可催乳，缓解便秘，但脾胃虚寒的新妈妈不宜多吃。

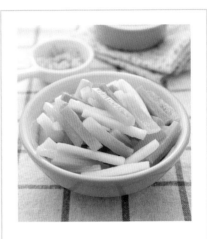

莴笋炒山药　🕐20分钟

原料：莴笋200克，山药200克，胡萝卜半根，盐、胡椒粉、白醋各适量。

做法：①莴笋、胡萝卜洗净，去皮，切长条，焯水，沥干；山药去皮，洗净，切长条，焯水，沥干。②油锅烧热，放入处理好的食材翻炒，加入胡椒粉、白醋翻炒均匀，出锅前加盐调味即可。

功效 莴笋具有通乳功效，还能刺激消化，增进新妈妈的食欲。

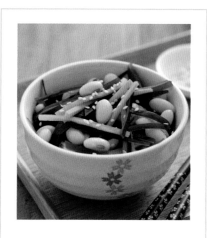

凉拌黄豆海带丝 🕙20分钟

原料：干海带100克，黄豆20克，胡萝卜30克，熟白芝麻、香油、盐各适量。

做法：①干海带洗净，加入冷水中浸泡至涨发，捞出放入蒸锅中蒸熟，取出切丝；泡发黄豆；胡萝卜洗净，切丝。②将黄豆和胡萝卜丝放入水中煮熟，捞出沥干水分。③将海带丝、胡萝卜丝、黄豆放入盘中，调入香油和盐拌匀，撒上熟白芝麻即可。

功效 海带可排毒养颜；黄豆富含维生素、蛋白质，可益气补血。

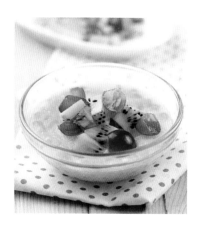

水果牛奶饮 🕙15分钟

原料：牛奶200毫升，熟玉米粒、葡萄、猕猴桃、蜂蜜各适量。

做法：①猕猴桃洗净，去皮切块；葡萄洗净，切块。②把牛奶倒入锅中，开火，放入熟玉米粒，混合均匀。③待牛奶微温后出锅，将切好的水果放入，滴几滴蜂蜜即可。

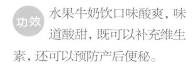

功效 水果牛奶饮口味酸爽，味道酸甜，既可以补充维生素，还可以预防产后便秘。

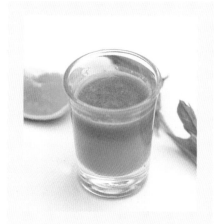

菠菜橙汁 🕙5分钟

原料：菠菜2棵，橙子1个，胡萝卜1根，苹果半个。

做法：①菠菜用开水焯一下，切碎；胡萝卜、苹果洗净，切块；橙子去皮，取果肉。②将菠菜碎、胡萝卜块、苹果块、橙子肉一同放入榨汁机，加适量凉开水，榨汁即可。

功效 橙子富含维生素C，有较强的抗氧化功效，可淡化妊娠斑。

产后第5周
饮食调养，吃出好气色

恢复路上可能遇到的烦恼：贫血　宝宝生病

MOM 补血、补铁要提上日程

经过分娩，很多妈妈都存在一定程度上的体力消耗，哺乳期还要频繁地喂养宝宝，体力和精力都在经历考验。如果妈妈出现精神不振、面色萎黄，就是产后虚弱了，这会使新妈妈的身体留下健康隐患，也不利于照顾宝宝。

一般来说，分娩后半个月，伤口就会基本愈合，这时正是进补的最好时机，适合多吃一些补血食物调理气血，如黑豆、紫米、红豆、猪心、番茄、苋菜、黑木耳、荠菜等。

如发现贫血，要及时补充铁质，选择一些富含铁的食品，包括畜肉类、禽肉类、鱼类、动物内脏（确保来源安全可靠）等，以及蛋黄、海带、黄豆、黑木耳、黑芝麻等。但切记，动物来源的血红素铁吸收率高，是补铁佳品，植物来源的铁吸收率很低。

剖宫产新妈妈手术失血很多，如果营养再跟不上，很可能会患上产后贫血。一般情况下，出院前会抽血检查新妈妈是否贫血。一旦患上了产后贫血，要听从医生的指导服用药物，同时保证充分休息，补充营养。

tips 一定重点看

红枣补血效果并不好

我们平时听到的红枣能补血的说法，其实是有问题的。红枣虽然含有一定的铁，但是很难被人体吸收。临床上有一些平时习惯用吃枣来补铁的贫血患者，他们的血红素铁提升得并不理想。建议多吃点排骨、动物血等，每周吃1~2次猪肝，这样补铁比单纯吃红枣要好。

喊话老公

"我的身体还很虚弱，如果此时宝宝生病会让我更加力不从心。"

M💮M 找出宝宝腹泻原因

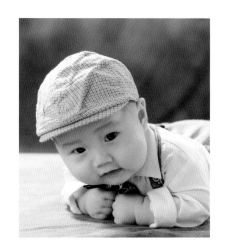

照顾好宝宝并不容易，但每一次认真对待，努力学习后，看着宝宝健康成长，幸福和喜悦会如潮水般将新妈妈和新爸爸淹没。

刚出生的宝宝可能会因为消化道的负担加重，在一些外因的影响下出现腹泻。宝宝腹泻的主要原因就是细菌性感染和病毒性感染。常见的细菌性感染包括痢疾杆菌、沙门氏菌、致病性大肠杆菌等，拉脓血便就是主要特征，这种感染多发生在炎热的夏天。病毒性感染主要指的是轮状病毒感染，也就是常说的秋季腹泻，多是以高热、呕吐起病，紧接着出现水样便，宝宝容易出现脱水症状。

细菌感染性腹泻，治疗要从病因入手；而对病毒感染性腹泻的治疗，重要的是及时补充流失的水分和电解质，首选是口服补液盐。此外，宝宝腹泻时常用的药物还有思密达（蒙脱石散）和妈咪爱等。

如何预防宝宝腹泻

勤洗手	每次给宝宝换尿布后、喂奶前、冲奶前，都要洗手。洗手方法很重要，要使用肥皂和流动水洗手
保持空气新鲜	不要因为天气转冷，怕宝宝受凉而紧闭门窗，保持室内良好的空气流通，能够减少病毒感染的机会
注意腹部保暖	腹部受凉会使肠蠕动加快，容易导致腹泻
坚持母乳喂养	母乳中含有对抗腹泻病毒作用的淋巴细胞和吞噬细胞，这些成分能提高宝宝的免疫力
不接触腹泻宝宝	少带宝宝到病儿集中的医务场所，少去公共场所，不要接触腹泻的宝宝

DAD 爸爸带宝宝注射疫苗

宝宝出生后,体内由母体带来的免疫力逐渐减弱甚至消失。因此,适时地进行预防接种,增强对某些疾病的防御能力,可以大大降低疾病对身体的伤害。

目前,在我国的儿童预防接种证上,列有9种疫苗:卡介苗、脊髓灰质炎疫苗、百白破三联疫苗、麻疹疫苗、乙肝疫苗、腮腺炎疫苗、风疹疫苗、乙脑疫苗、流脑疫苗。这其中,前5种疫苗儿童必须普遍接种,购置的经费由政府负担,爸爸妈妈需要在宝宝不同的年龄段按计划接种。

接种疫苗前要注意的事项有:

● 准备接种前一天给宝宝洗澡,当天最好穿清洁宽松、容易穿脱的衣服,便于医生施种。

● 记得带上宝宝的预防接种本子——《儿童预防接种证》,这是宝宝接种疫苗的身份证明。

● 到医院后要向医生说明宝宝的健康状况及异常出生史,如早产儿、窒息、脑出血等。

● 如果有什么禁忌症和慎用症,让医生准确地知道,以便保护好宝宝的安全。

● 若宝宝身体不适,如患有结核病、急性传染病、肾炎、心脏病、湿疹、免疫缺陷病、皮肤敏感等需要暂缓接种。

除了计划内疫苗之外,还有计划外疫苗,对于这类疫苗,并不是说不重要,爸爸妈妈可以根据宝宝自身情况及所在地区,自愿选择为宝宝接种。

tips 一定重点看

接种疫苗后出现不适的处理方法

接种处局部红肿:一般在接种后24小时发生,可见到注射部位红肿,不用特殊处理。若48小时仍然明显,可让专科医生治疗。

接种后发热:一般在接种后8~24小时发生,通常在38.5℃以下,可能会出现烦躁、精神状态不佳的情况,一般不需要特殊处理。若超过38.5℃,可口服退热药,并上医院诊治。

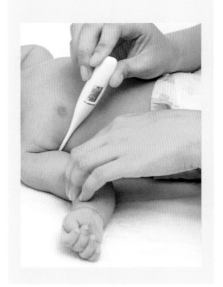

BABY 宝宝感冒要去看医生

感冒又称伤风，西医解释为上呼吸道感染（简称"上感"），主要指鼻、咽部等上呼吸道黏膜的急性炎症，是婴幼儿的常见病、多发病。宝宝急性"上感"期间，依然能喝母乳，千万不要轻易断奶。

一般来说，宝宝"上感"基本是由病毒引起的，没有特效药物，大多是自限性疾病（即在发展到一定程度后能自动停止，并逐渐恢复痊愈，并不需特殊治疗，只需对症治疗或不治疗，靠自身免疫就可痊愈的疾病）。因此，遇到宝宝感冒有发热咳嗽时，不要一上来就服用抗生素，应该以清热解毒、止咳化痰的中药为主。如果宝宝发热或者咳嗽、鼻塞比较严重，影响到睡眠时，可以用一点减轻症状的药物。如果合并了细菌感染，比如细菌性肺炎，可以在医生指导下服药。

急性上呼吸道感染可能会持续1~2周的咳嗽，需要根据咳嗽的轻重，判断是否演变为下呼吸道感染而进一步治疗。在宝宝咳嗽剧烈时，可以让宝宝吸入水蒸气，潮湿的空气有助于缓解宝宝呼吸道黏膜的干燥、湿化痰液、平息咳嗽（这需要在医院进行）。普通感冒引起的轻微咳嗽，一般不需要吃止咳药，感冒好了，咳嗽自然也会消失。

急性"上感"该如何护理

注意补水	补水的目的是补充发热消耗的体液，促进毒素的排出等。饮食以流食、半流食为好。如果宝宝的食欲不好或呕吐，可以适当增加吃奶次数，每次量少一些
保持室内通风	要使宝宝休息好，休息的环境应该安静、舒适，尤其注意保持室内通风、空气清新。冬季房间内有暖气或空调，不能太热太干燥，一定要定时开窗通风，上下午各1次，每次15分钟左右
预防"上感"有良方	及时带宝宝接种流感疫苗。讲究卫生，合理护理，根据天气变化适当增减宝宝的衣服。居室定期通风换气，室温勿过高或过低，并保持一定湿度。在寒冬季节，尽可能不带宝宝去公共场所，以防交叉感染。家中有"上感"病人，应尽量与宝宝隔离，如必须与宝宝接触者，应戴口罩

🍽 本周月子餐——滋养进补

产后第5周，新妈妈可以多进补，不仅可以促进身体恢复，还可通过月子里的健康饮食生活方式，改善孕前的便秘、怕冷、易疲劳等问题。进补食材要多样化，才能保证营养全面。

增加蔬菜的食用量。在滋补的同时，新妈妈也不要忽视膳食纤维和维生素的补充。蔬菜中的膳食纤维和维生素不仅能促进食欲，防治便秘，还能吸收肠道中的有害物质，有助于将体内的毒素排出。所以新妈妈要适当增加蔬菜的食用量。

忌早餐不吃主食。在月子期间，家人总担心新妈妈营养不够，让新妈妈多吃肉、蛋、奶，而忽视主食。事实上，主食是新妈妈三餐中不可缺少的一部分，特别是早餐。早餐中摄取的碳水化合物可以维持身体的正常运作，少吃或不吃，会造成营养缺失，长此以往，不仅身体会吃不消，还会影响乳汁分泌。

根据宝宝生长调整饮食。宝宝能否完全吸收营养，通过大便可以反映出来。如果宝宝的大便呈绿色，且量少、次数多，说明宝宝"饭"不够吃，需要妈妈多吃些下奶食物。如果大便呈油状，并有奶瓣儿，说明妈妈饮食中脂肪过多，这时就要注意了。

tips 一定重点看

哺乳妈妈不必拒绝"发物"

传统观点认为，各种海鲜均为"发物"，哺乳妈妈不能吃，这种说法并不科学。海鲜类确实是容易引起过敏的食物，如果哺乳妈妈对某种海鲜过敏，则不宜食用。如果孕前或孕期一直吃且并未引起过敏，哺乳期依然可以食用。

一周购买清单（除常备食材）

蔬菜	西蓝花、番茄、白萝卜、空心菜、青菜、土豆、黄瓜、黄豆芽、胡萝卜、荠菜、豆角、海带、香菇、甜椒、豆腐、荸荠、洋葱、黑木耳、蘑菇等
肉、河海鲜	鸡肉、牛肉、虾仁、鸭肉、鳜鱼、黄花鱼、鲈鱼、带鱼、猪肉等
杂粮	芸豆、红豆、玉米、燕麦、黑米等
水果	苹果、火龙果、香蕉、草莓、橘子、猕猴桃等
其他	牛奶、开心果、酸奶、银耳、腰果、鸡蛋、榛子、核桃等

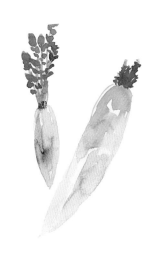

	🍙 早 餐	点 心	☀ 午 餐	点 心	🌙 晚 餐	点 心
第1天	牛奶核桃粥 鸡蛋	开心果	菠菜鸡蛋面 油焖茄条 干烧黄花鱼 珊瑚白菜	粗粮饼干 牛奶	咸蛋黄烩饭 莲藕炖牛腩 肉丝银芽汤	苹果玉米汤
第2天	鸡蛋羹 平菇芦笋饼	榛子 猕猴桃	豆腐馅饼 棒骨海带汤 香菇油菜 甜椒炒牛肉	牛奶 全麦面包	米饭 宫保鸡丁 菠菜蛋花汤 红烧带鱼 三丁豆腐羹	红豆薏米汤
第3天	菠菜鸡肉粥 蛋煎馒头片	粗粮饼干 酸奶	米饭 虾仁豆腐 青椒炒肉丝 紫菜汤	蛋卷	米饭 肉末炒芹菜 油焖茄条 时蔬拌蛋丝	木瓜花生汤
第4天	牛奶 全麦面包	核桃 香蕉	米饭 番茄焖牛肉 青椒土豆丝 什锦西蓝花	火龙果西米露	香菇鸡汤面 香干芹菜 清蒸鲈鱼 丝瓜蛋汤	什锦麦片
第5天	火腿奶酪 三明治 菜花沙拉	开心果 草莓	米饭 蛤蜊蒸蛋 素什锦 香菇豆腐汤	山药豆浆粥	米饭 香酥鸽 虾仁腰果炒黄瓜 紫菜汤	银耳莲子羹
第6天	三鲜馄饨 花卷	粗粮饼干 五谷豆浆	米饭 西蓝花鹌鹑蛋汤 甜椒炒牛肉 油焖茄条	水果拌酸奶	米饭 西芹炒百合 胡萝卜肉丝汤 白萝卜海带汤	山药牛奶 燕麦粥
第7天	玉米面发糕 鸡蛋	橘瓣银耳羹	米饭 香菇炒菜花 时蔬鱼丸 土豆炖牛肉	水果沙拉	香菇瘦肉粥 京酱西葫芦 南瓜蒸肉 宫保素三丁	牛奶 全麦面包

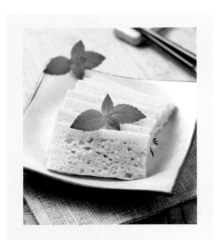

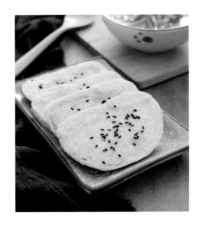

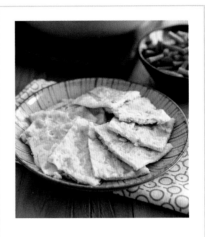

玉米面发糕　⏱ 80分钟

原料： 面粉、玉米面各50克，红枣2颗，泡打粉、酵母粉、白糖各适量。

做法： ①将面粉、玉米面、白糖、泡打粉混合拌匀，酵母粉溶于温水后倒入面粉中，揉成面团。②将面团放入模具中醒发40分钟。③红枣洗净，煮10分钟，嵌入发好的面团表面，放入蒸锅，大火蒸20分钟，取下模具，切成厚片即可。

功效 玉米营养丰富，可健脾养胃，还能促进胃肠蠕动，防治便秘。

蛋煎馒头片　⏱ 10分钟

原料： 馒头1个，鸡蛋2个，黑芝麻、盐、植物油各适量。

做法： ①馒头切片；鸡蛋加盐打散。②馒头片用鸡蛋液包裹。③油锅烧热，放入馒头片，撒上黑芝麻，煎炸至两面金黄即可。

功效 黑芝麻可预防新妈妈因哺乳造成的钙质流失，缓解便秘症状。

平菇芦笋饼　⏱ 30分钟

原料： 平菇100克，芦笋5根，鸡蛋2个，面粉、盐、植物油各适量。

做法： ①平菇洗净，撕成小朵；芦笋洗净切丁；鸡蛋磕入碗中，加盐打散，加入面粉，均匀混合成鸡蛋面糊。②油锅烧热，下平菇、芦笋稍微煸炒，均匀摆在锅底。③将鸡蛋面糊浇在锅底，使平菇和芦笋都能沾到，煎至凝固、两面金黄即可。

功效 平菇芦笋饼有助增进食欲，芦笋中的膳食纤维有助排便。

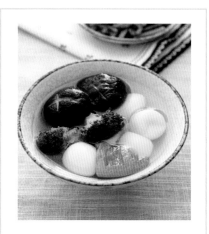

西蓝花鹌鹑蛋汤 ⏱20分钟

原料：西蓝花100克，鹌鹑蛋5个，番茄1个，鲜香菇2朵，盐适量。

做法：①西蓝花洗净，掰小朵。②鹌鹑蛋煮熟剥壳；香菇洗净，切十字刀；番茄洗净，切块。③将香菇、鹌鹑蛋、西蓝花、番茄块加水，同煮至熟，加盐调味即可。

功效 鹌鹑蛋对气血不足的新妈妈有补益作用，西蓝花富含维生素C，可提高免疫力。

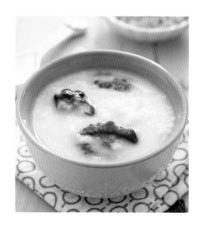

牛奶核桃粥 ⏱40分钟

原料：大米50克，核桃2颗，牛奶150毫升，白糖适量。

做法：①大米洗净，加入适量水，放入核桃，大火烧开后转中火熬煮30分钟。②倒入牛奶，煮沸后调入白糖即可。

功效 牛奶可补充钙质，缓解产后失眠，和核桃同煮，可提高乳汁质量。

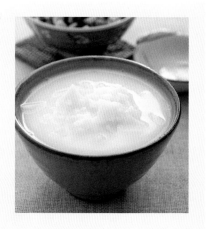

山药豆浆粥 ⏱30分钟

原料：大米100克，豆浆250克，山药50克，冰糖适量。

做法：①大米洗净；山药洗净，去皮切丁，蒸熟。②大米加清水、豆浆放入锅中煮沸，加入山药、冰糖，煮至大米开花即可。

功效 此粥具有补脾胃、益气血、除湿气、消水肿之效，适合产后妈妈调养食用。

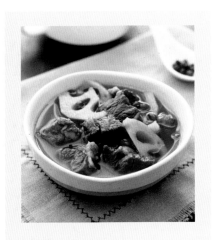

莲藕炖牛腩 ⏱120分钟

原料：牛腩、莲藕各100克，红豆、姜片、盐各适量。

做法：①牛腩洗净，切块，略煮一下，取出，沥干。②莲藕洗净，切块；红豆洗净，用清水浸泡。③将牛腩、莲藕、红豆、姜片放入锅中，加适量清水用大火煮沸。④转小火慢慢煲熟，加盐调味即可。

功效　莲藕能活血祛瘀，健脾开胃，适合产后发热、食欲缺乏的新妈妈食用。

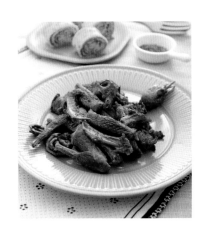

香酥鸽 ⏱90分钟

原料：鸽子1只，姜片、葱、盐、料酒、植物油各适量。

做法：①鸽子清理干净；葱洗净，只取葱白，切段。②用盐揉搓鸽子表面，鸽子腹中加葱白、姜片、料酒，上笼蒸熟，拣去姜片、葱白。③油锅烧热，放入鸽子炸至表皮酥脆，捞出装盘即可。

功效　鸽子肉可滋阴补血、祛寒除湿，非常适合产后体虚的新妈妈食用。

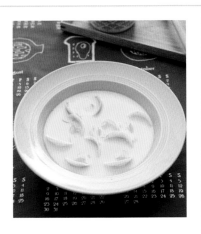

蛤蜊蒸蛋 ⏱20分钟

原料：鸡蛋2个，蛤蜊50克，盐、香油各适量。

做法：①蛤蜊提前一晚放淡盐水中吐沙。②蛤蜊清洗干净，入锅中加水炖煮至蛤蜊开口，捞出蛤蜊备用，蛤蜊汤备用。③鸡蛋加适量蛤蜊汤、盐，打均匀，淋入香油，加入开口蛤蜊，盖上保鲜膜，隔水大火蒸10分钟即可。

功效　蛤蜊暖脾健胃，鸡蛋补气养血，两者搭配，能增强新妈妈体力。

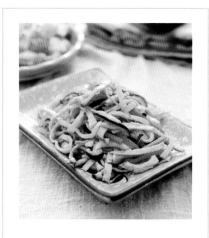

时蔬拌蛋丝　　⏱20分钟

原料： 鸡蛋3个，鲜香菇6朵，胡萝卜、干淀粉、料酒、醋、生抽、白糖、盐、香油、植物油各适量。

做法： ①香菇洗净，切丝，焯熟；胡萝卜洗净，去皮切丝，入油锅煸炒；盐、醋、生抽、白糖、香油调成料汁；干淀粉入料酒调匀；鸡蛋加盐打散，倒入料汁。②油锅烧热，倒入鸡蛋液，摊成饼，盛出，切丝。③鸡蛋丝、胡萝卜丝、香菇丝码盘，淋上料汁拌匀即可。

功效 此菜可为新妈妈补充能量，提高免疫力，鸡蛋可补气血，起到滋补功效。

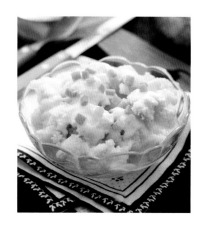

菜花沙拉　　⏱20分钟

原料： 菜花300克，酸奶、胡萝卜丁各适量。

做法： ①菜花洗净，切小块，在开水中加盐煮熟，沥干，放入碗中晾凉。②酸奶浇在菜花上，用胡萝卜丁点缀即可。

功效 菜花沙拉含有丰富的维生素C和膳食纤维，能增强新妈妈的身体抵抗力。

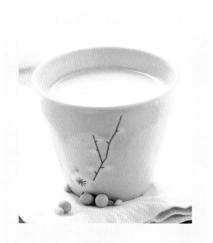

五谷豆浆　　⏱15分钟

原料： 黄豆40克，粳米、小米、小麦仁、玉米楂各10克，白糖适量。

做法： ①黄豆洗净，提前浸泡一夜。②粳米、小米、小麦仁、玉米楂和泡好的黄豆一起放入豆浆机，加水至上下水位线间，启动"豆浆"功能。③制作完成后，加白糖调味即可。

功效 五谷豆浆富含蛋白质和膳食纤维，可为产后妈妈补充营养，防治便秘。

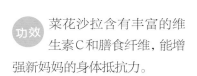

产后第6周
顺利坐完月子

恢复路上可能遇到的烦恼：性生活　宝宝满月头

MOM 2~3个月后再考虑性生活

随着有孩子之后的新生活逐渐步入正轨，新爸爸可能会犯嘀咕："什么时候才能开始我们的性生活？"性生活这件事对新爸爸来说很重要，但对于现阶段的新妈妈而言可能不是如此。为了生下这个宝宝，她经历了一系列对身体影响巨大的变化，也相应地影响了她在短期内对性生活的态度。在重新开启性生活之前，新爸爸要给予新妈妈足够的时间和理解，好让她不仅能做好充分的身体准备，更能把心理状态调整到位。

如果是顺产妈妈，医生一般会建议在产后8周就可以享受与老公正常的夫妻生活（剖宫产的妈妈，至少需要3个月，等到伤口愈合才能同房）。但产后女性，尤其是在前3个月的新妈妈，由于刚生产过，产道恢复情况会有不同，再加上哺乳期可能会有阴道干涩的情况出现（其实，这也是小宝宝保护自己的一种方式，让妈妈延迟孕育下一个宝宝，给自己留有更多的成长空间）。所以，建议新妈妈在产后2~3个月再考虑性生活的事，尤其是第1次房事，整个过程时间不宜长，以免消耗过多精力，影响到休息。而新爸爸应尽量温柔，延长"前戏"时间，多些爱抚和沟通。过性生活时，不可行动过猛，以免伤害到新妈妈刚刚恢复的阴道。

虽然说母乳喂养会抑制排卵，使妈妈的月经暂时停止，对避孕起到了一定作用，但还是建议采取避孕措施。由于避孕药会使乳汁分泌减少，并降低乳汁的质量，如果新妈妈在哺乳期，新爸爸就要多承担责任，采用避孕套。性生活前，一定要将宝宝安顿好。新爸爸和新妈妈在缠绵时，如果宝宝突然哭闹、惊醒，可以说是大煞风景，最好到另一个房间进行二人生活并建议声音尽量小。

喊话老公

> **"产后我可能会有一段时间提不起'性'致，请体谅我的情绪。等到合适的时机，再问我是否可以。"**

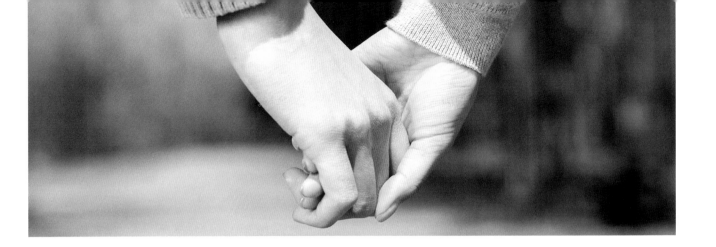

 产后42天体检很重要

坐月子的意义，就是为了让女性妊娠期间体内所产生的生理、内分泌的变化，在分娩后逐渐恢复到妊娠前的状态。而产后42天体检，就是为了了解这些变化的恢复情况，看看女性全身和生殖系统有无异常情况。产后体检还能及时发现新妈妈的多种疾病，避免新妈妈患病对宝宝的健康造成伤害，同时还能获得产后营养及避孕指导。新妈妈可以到妇科进行一系列检查。

产后体检的时候，不仅新妈妈要检查，新生儿也应进行相应的体检，要做的检查包括：体重、身长、头围、胸围的测量，以及智能发育的评价。这个检查一定要做，这是宝宝疾病检查的最好时机，如先天性心脏病、髋关节发育不良、早期佝偻病等，医生还可以根据宝宝的发育状况给予父母一对一的喂养和护理指导。

根据宝宝情况，可以提早到满月来体检，若有事也可以推迟几天，但一般宁早勿晚。42天体检后，宝宝需定期体检，一般1岁内2~3个月一次，1~3岁6个月一次。若宝宝出现异常情况，还需增加频次，提早检查。

体检前，爸爸妈妈要做的准备是：在宝宝喂奶后的睡醒状态下，给他换上干净的纸尿裤；若有门诊或住院病史，则带上相关就诊资料。

DAD 在工作和家庭之间寻求平衡

很多公司对新生儿父亲提出的要求，还是很乐于考虑的（毕竟老板们也是父母，人之常情）。如果新爸爸疑惑如何能够在工作和家庭之间寻求平衡，不妨参考以下建议。

跟有孩子的同事聊聊。问问他们当时是怎么做的，他们可能还知道公司为新生儿父母提供的优惠政策。

保持客观的心态。尽管新爸爸休假、请假的要求合情合理，但是有时这些要求也会与工作出现冲突，保持客观的心态，及时和部门经理或主管沟通。

把家人"拉入伙"。让家人帮忙照顾新妈妈和宝宝，获得他们的支持，这样新爸爸有事的时候，他们可以分担一些工作。等到"百日酒"的时候，记得好好感谢他们！

DAD 考虑把"满月酒"改为"百日酒"

酒宴上亲朋好友众多，每个人的口腔、鼻腔里，都有一定的病毒细菌，即使是健康的人，也避免不了。刚满月的新生宝宝非常娇弱，要尽量少接触人群。因此，"百日酒"比"满月酒"更适合新生宝宝。需要注意的是，酒宴当天也不要让宝宝被亲朋好友频繁接触，因为细菌也可能通过手、口进入到宝宝体内。

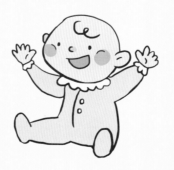

BABY 想剃"满月头"也别剃太短

过去的习俗是宝宝满月后要剪头发、剃胎毛，认为剃"满月头"会给宝宝带来福气，使宝宝的头发变得更黑更浓密。其实这种做法并不能让宝宝头皮、头发健康地成长，只会增加感染细菌的概率。

从医学角度讲，剃胎毛对刚出生的婴儿来说并不合适。另外，理发工具消毒不到位，加之婴儿皮肤薄嫩、抵抗力弱，如果操作不慎，极易损伤头皮，引发感染，如果细菌侵入头发根部破坏了毛囊，不但头发长得不好，还会弄巧成拙，导致脱发。

因此"满月头"还是不剃为好，如果宝宝头发浓密，且正好是炎热的夏季，为防止湿疹，建议将宝宝的头发剃短，但不赞成剃成光头。

BABY 什么时候可以带宝宝出门

在宝宝出生的头1个月,小家伙的温度调节机制还没有发育成熟,温度明显变化会让他的身体受不了,因此,未满月尽量不要出门。健康足月的宝宝,在室内、室外温度变化不大的时候,可以在出生后满1个月左右的时间外出。

带宝宝出门是个激动人心的时刻,这意味着原来出门时只带钥匙、手机和钱包的日子一去不复返了,"带上这个吧,万一用得上……"会成为新家庭的"格言"。在新爸爸新妈妈出门前,记得带上以下物品:

婴儿车。这是新爸爸在新妈妈怀孕期间就该购买好的大件婴儿用品之一,虽然搬动起来有点费事,但当真正推着宝宝活动的时候,新爸爸就会感觉到它带来的便利了。

宝宝背带。如果不用婴儿车的话,那么出门之前,绑上背带,把宝宝放进去。要确保购买的背带能在各个方位支撑着宝宝,特别是头部的支撑。

"爸爸袋"。除了"妈咪包",市面上还有专门为爸爸设计的时尚"爸爸袋",里面可以装上纸尿裤、纸巾、奶瓶、奶粉和围嘴等。"爸爸袋"就像是"新好爸爸"的荣誉勋章,让新爸爸在婴儿车旁边忙前忙后。

安全座椅。如果新爸爸是开车带宝宝出门,一定要在汽车后排座椅上提前装好安全座椅。最开始的时候,不妨让新妈妈在宝宝身边,以便宝宝能习惯安全座椅。

最后要提醒的是,最好不要带刚病愈的宝宝出门。如果必须外出,最好事先询问医生的意见,并尽量让行程中有足够的休息时间,以配合宝宝平日的作息。

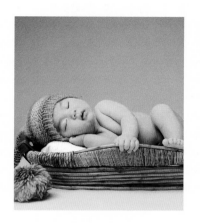

tips 一定重点看

适合带宝宝去的地方

大自然是最适合带宝宝去的地方,不妨带宝宝去绿化环境较好的小区、公园等地方散散步。那些人流量密集又过于嘈杂的地方,不宜带宝宝去。

除了要考虑出行地点,天气的选择也很重要。计划出门前,查看天气预报以随时调整。不管你准备带宝宝去哪里。如果天气预报说会有大风或要下雨,那就改开车出门,或者直接改天,等天气好再出门。

🍽 本周月子餐——恢复体力

现在已经到了月子的最后一周，这是新妈妈从坐月子到进入正常生活的过渡阶段。此时饮食应以调养体质为主，帮助新妈妈恢复到最佳体力与健康状态。

平衡摄入与消耗。这一时期，新妈妈需要注意饮食的荤素搭配，适量吃些蔬果，使身体中的营养与消耗达到平衡。产后第6周新妈妈也可以考虑瘦身了，可以通过合理饮食消耗体内过多的营养物质，避免脂肪堆积。

不宜多吃高脂、高热量食物。产后为了恢复体力和哺乳，新妈妈总会摄入很多高热量食物，进补很多营养物质，这就容易造成"产后肥胖症"。在月子最后一周，新妈妈应多吃脂肪含量少的食物，以防体重增长过快。

多吃海藻类食物。此时，新妈妈一方面需要减少脂肪的摄入量，另一方面又要保证摄取的营养充足。可以多吃些富含维生素、矿物质的海藻类食物，如海带、紫菜等。这些食物不仅有助于瘦身，还可为新妈妈提供必需的营养物质。

tips 一定重点看

不可用减肥茶瘦身

新妈妈，尤其是哺乳妈妈，渴望瘦身的心情可以理解，但不可操之过急，更不可用减肥茶来达到瘦身目的。对于哺乳妈妈而言，考虑到膳食营养、哺乳等因素，减肥茶会给宝宝带来不利影响。

一周购买清单（除常备食材）

蔬菜	胡萝卜、山药、茄子、菠菜、油菜、豌豆、茼蒿、南瓜、土豆、菠菜、豆腐、蘑菇、海带、空心菜、黄瓜、番茄、西葫芦等
肉、河海鲜	羊肉、牛肉、鸡肉、鱿鱼、猪肉、虾仁、鳜鱼、带鱼、排骨等
杂粮	红豆、绿豆、燕麦、薏米、荞麦等
水果	柠檬、草莓、香蕉、苹果、橙子等
其他	鸡蛋、牛奶、酸奶、松子、榛子、花生、红枣、开心果等

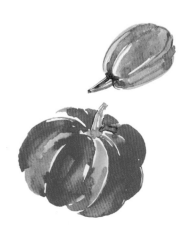

	🍳 早 餐	点 心	☀ 午 餐	点 心	🌙 晚 餐	点 心
第1天	火腿蛋卷♥ 牛奶	柠檬蜂蜜饮	米饭 什锦烧豆腐 土豆炖牛肉 红烧茄子	松子 草莓	米饭 菠菜鱼片汤 香菇油菜 豌豆鸡丝	玉米胡萝卜粥
第2天	玉米粥 鸡蛋 牛奶	榛子 粗粮饼干	米饭 鸡蛋羹 南瓜蒸肉 美味杏鲍菇♥	水果沙拉	小米粥 鲜蘑炒豌豆 菠菜炒鸡蛋 山药羊肉汤	银耳莲子羹
第3天	鸡丝麻酱荞麦面♥ 生菜沙拉	水果酸奶 全麦吐司♥	米饭 虾仁豆腐 家常焖鳜鱼 凉拌黄瓜	榛子 牛奶	花卷 芝麻拌菠菜 芦笋鸡丝汤♥ 蜜汁南瓜♥	番茄面片汤
第4天	土豆饼♥ 豆浆 苹果	葡萄干 酸奶	米饭 西蓝花烧双菇 香菇山药鸡 藕蒸肉♥	红枣花生 蜂蜜饮	米饭 炖排骨 番茄炒鸡蛋 香菇豆腐塔	牛奶 全麦面包
第5天	全麦面包 牛奶 猕猴桃	粗粮饼干	米饭 糖醋藕片 清炒西葫芦 板栗烧牛肉♥	蔬菜沙拉 花生	红枣鸡丝糯米饭 家常焖鳜鱼 青椒炒肉丝 蛋花汤	银耳百合汤
第6天	绿豆薏米粥♥ 鸡蛋 苹果	开心果 橙子	米饭 蒜蓉空心菜♥ 番茄炒鸡蛋 红烧带鱼	水果拌 酸奶	米饭 板栗扒白菜 海带排骨汤 虾仁西葫芦	什锦麦片
第7天	香菇荞麦粥♥ 芝麻烧饼	全麦面包 牛奶	米饭 芝麻圆白菜 乌鸡滋补汤 干煎带鱼	水果沙拉	青菜汤面 香菇豆腐塔 西芹炒百合 胡萝卜肉丝汤	红豆薏米汤

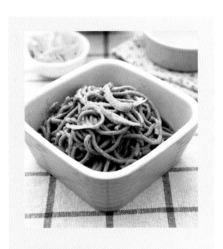

鸡丝麻酱荞麦面 ⏱30分钟

原料：熟鸡胸肉100克，荞麦面80克，芝麻酱、盐各适量。

做法：①荞麦面煮熟过凉水，沥干水分，放入盘中。②芝麻酱加入盐，加凉开水，朝一个方向搅拌均匀，淋在面上。③鸡胸肉撕成丝，与荞麦面拌匀即可。

🔵功效 荞麦面不易致胖，鸡肉易消化，有助产后补充体力，芝麻酱对补血有益。

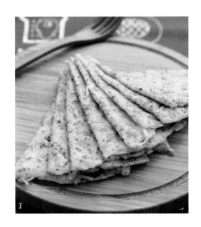

土豆饼 ⏱20分钟

原料：土豆、西蓝花各50克，面粉100克，盐适量。

做法：①土豆洗净，去皮切丝；西蓝花洗净，焯烫，切碎；土豆丝、西蓝花、面粉、盐、适量水放在一起搅匀。②将搅拌好的土豆饼糊倒入煎锅中，用油煎成饼即可。

🔵功效 土豆饼富含碳水化合物，增加饱腹感的同时，能为新妈妈补充能量。

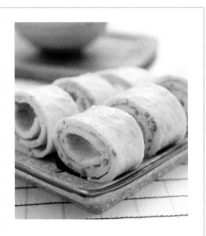

火腿蛋卷 ⏱25分钟

原料：火腿50克，鸡蛋2个，面粉150克，盐适量。

做法：①火腿切丁，同鸡蛋、面粉、盐搅拌均匀。②油锅加热，将鸡蛋面糊摊成饼。③取出后卷成卷，切段即可。

🔵功效 鸡蛋营养丰富，可补气血，非常适合体质虚弱的新妈妈食用。

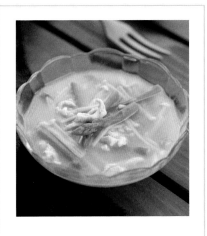

芦笋鸡丝汤 ⏱30分钟

原料：芦笋、鸡肉各100克，金针菇20克，鸡蛋清、高汤、干淀粉、盐、彩椒丝、香油各适量。

做法：①鸡肉洗净，切丝，用鸡蛋清、盐、干淀粉拌匀腌20分钟。②芦笋洗净，沥干，切段；金针菇洗净，沥干。③锅中放入高汤，加鸡肉丝、芦笋段、金针菇同煮，待煮沸后加盐，淋上香油，撒上彩椒丝即可。

功效 鸡肉富含蛋白质和多种维生素，芦笋可补虚益气，此汤既滋补又下乳。

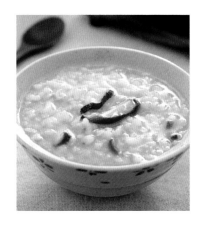

香菇荞麦粥 ⏱40分钟

原料：大米50克，荞麦20克，干香菇2朵。

做法：①干香菇泡发，切成细丝。②大米、荞麦洗净，放入锅中，加适量水，开大火煮。③沸腾后放入香菇丝，转小火，慢慢熬制成粥即可。

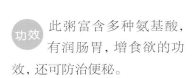

功效 此粥富含多种氨基酸，有润肠胃，增食欲的功效，还可防治便秘。

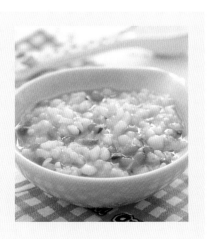

绿豆薏米粥 ⏱30分钟

原料：绿豆、薏米、大米各30克。

做法：①薏米、绿豆洗净，用清水浸泡；大米洗净。②将绿豆、薏米、大米放入锅中，加适量清水，煮至豆烂米熟即可。

功效 绿豆清热解毒、利水消肿，和薏米同煮，可帮助新妈妈产后瘦身。

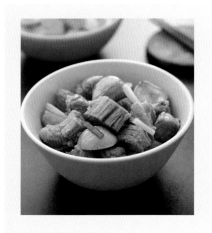

板栗烧牛肉 ⏱120分钟

原料： 牛肉150克，板栗6颗，姜片、葱段、盐、料酒、植物油各适量。

做法： ①牛肉洗净，余水后切块；板栗大火煮沸，捞出后去壳。②油锅烧热，下板栗炸2分钟，再将牛肉块炸一下，捞起沥油。③锅中留底油，下葱段、姜片，炒出香味时，下牛肉、盐、料酒、清水。④当锅沸腾时，撇去浮沫，改用小火炖，待牛肉炖至将熟时，下板栗，烧至牛肉熟烂、板栗酥时收汁即可。

功效 这道菜可补益气血、强筋壮骨，适合产后气血两虚、肢体疼痛的妈妈食用。

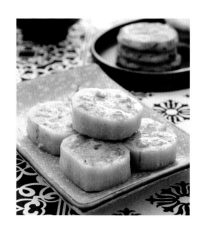

藕蒸肉 ⏱45分钟

原料： 猪瘦肉150克，藕200克，鸡蛋清、葱花、姜末、干淀粉、生抽、香油、盐各适量。

做法： ①藕洗净，去皮，切成厚片。②猪瘦肉切末，加入鸡蛋清、姜末、干淀粉、生抽、香油、盐、水，用力搅拌均匀。③肉馅逐一塞入藕孔里，放入盘中，入蒸锅隔水蒸15分钟，撒上葱花，用蒸锅热气闷至葱花出香即可。

功效 猪肉富含铁，这道菜能促进血液循环，是有助产后恢复体力的佳品。

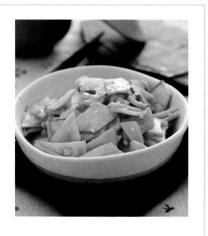

美味杏鲍菇 ⏱20分钟

原料： 杏鲍菇1个，蒜2瓣，葱3根，甜椒3个，熟白芝麻、辣椒油、芝麻酱、酱油、白糖、盐各适量。

做法： ①杏鲍菇洗净，切片；蒜切成碎末；葱切成葱花；甜椒切碎。②芝麻酱加入适量水调匀，放入酱油、白糖、盐、甜椒碎搅拌均匀，最后加入适量辣椒油，制成调酱。③油锅烧热，爆香葱花、蒜蓉，加入杏鲍菇片，翻炒片刻，盛出后加入调酱和熟白芝麻，拌匀即可。

功效 杏鲍菇含有丰富的营养物质，可以提高新妈妈免疫力，帮助排除体内毒素。

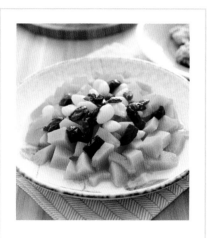

蜜汁南瓜 ⏱ *20分钟*

原料：南瓜300克，红枣、白果、枸杞、蜂蜜、白糖、姜片、植物油各适量。

做法：①南瓜去皮，切丁；红枣、枸杞用温水泡发。②切好的南瓜丁放入盘中，加入红枣、枸杞、白果、姜片，入蒸笼蒸15分钟。③锅内放少许油，加水、白糖和蜂蜜，小火熬制成汁，倒在南瓜上即可。

功效 红枣和枸杞可补血安神、补肝明目，可以缓解产后腰膝酸软、疲倦乏力。

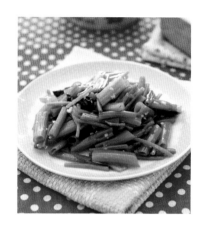

蒜蓉空心菜 ⏱ *15分钟*

原料：空心菜250克，蒜蓉、盐、香油各适量。

做法：①空心菜洗净，切段，断生，捞出沥干。②用少量温开水调匀蒜蓉、盐后，浇入香油，调成味汁。③将味汁和空心菜拌匀即可。

功效 空心菜能降低新妈妈肠胃负担，降低血压，还可缓解产后便秘，有助瘦身。

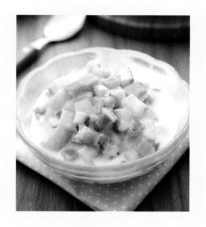

水果酸奶全麦吐司 ⏱ *10分钟*

原料：全麦吐司2片，酸奶1杯，蜂蜜、草莓、哈密瓜、猕猴桃各适量。

做法：①将全麦吐司切成方丁。②哈密瓜、猕猴桃洗净，去皮，切成小块；草莓洗净，切块。③将酸奶盛入碗中，调入适量蜂蜜，再加入全麦吐司丁、水果块，搅拌均匀即可。

功效 蜂蜜可滋养皮肤，水果富含维生素C，美容养颜，和酸奶搭配酸甜可口。

产后要瘦更要美

呵护乳房

> "
> 乳房不适已经
> 让我很烦躁,
> 没了怀孕前少女般的
> 乳房更让我
> 少了自信, 但我最不
> 想看到你
> 失望的表情。
> "

远离松弛、下垂、外扩

哺乳和保持乳房丰满、挺拔是不矛盾的。哺乳促进了催乳素的分泌, 而催乳素会增强乳房悬韧带的弹性。很多新妈妈出现乳房下垂的问题主要与哺乳前乳房的护理有关, 只要在哺乳和平时生活中多加注重乳房护理, 就能有效防止乳房松弛下垂。

不要挤压乳房。 受外力挤压, 乳房内部软组织易受到挫伤, 引起内部增生等, 易改变其外部形状, 使挺拔的双乳松弛、下垂等。新妈妈睡觉时最好仰卧和侧卧交替着躺, 不要长期向一个方向侧卧, 也不宜抱臂或趴着睡。

每日用温水清洗乳房两次。 包括洗澡在内, 新妈妈每日可以用温水清洗乳房两次, 不仅有利于乳房的清洁卫生, 而且能增加乳房悬韧带的弹性, 防治乳房下垂。洗澡时, 可借助喷头的水力直接对胸部冲洗, 可达到刺激胸部血液循环、按摩乳房的作用。

哺乳时不要让宝宝过度牵拉乳头。 宝宝过度牵拉乳房容易使乳房松弛、下垂, 因此要让宝宝自然地含住乳头和乳晕。每次哺乳后, 新妈妈可以用手轻轻托起乳房, 按摩2~5分钟。

避免体重增加过多。 无论是在孕期还是在哺乳期, 都要避免体重增加过多, 因为肥胖也会促使乳房下垂、外扩。

选择松紧合适的文胸。 由于新妈妈在哺乳期内乳腺中充满乳汁, 重量明显增加, 更容易加重下垂、外扩的程度。在这关键时期, 一定要讲究文胸的选用, 松紧合适(不要过于宽大, 也不宜太紧)的文胸能发挥最佳的提托效果。

坚持做扩胸运动。扩胸运动会促使胸部肌肉发达有力，有助于增强对乳房的支撑作用。为恢复乳房弹性，防止胸部下垂，新妈妈可以做做这个动作，帮助维持胸部肌肉的坚实：保持站立姿势，挺胸抬头，五指交叉与肩膀齐平，手臂挺直，向上抬至头顶处，慢慢放下，至齐肩处，重复此动作，每天坚持5分钟。

下面这两组动作也有助于哺乳妈妈维持胸部肌肉坚实，防治乳房下垂，可以每天重复做5~10次。

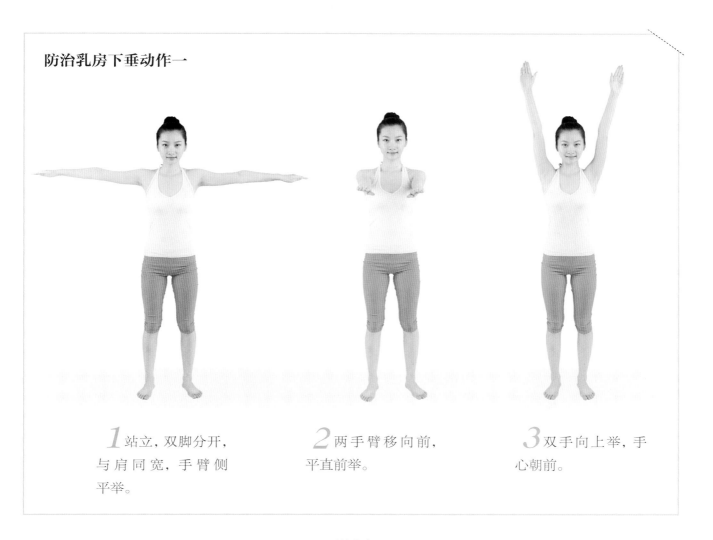

防治乳房下垂动作一

1 站立，双脚分开，与肩同宽，手臂侧平举。

2 两手臂移向前，平直前举。

3 双手向上举，手心朝前。

防治乳房下垂动作二

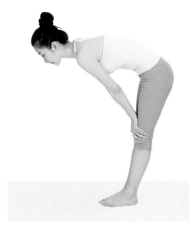

1 向前弯腰，双手放在膝上，上身尽量向前，背部保持挺直并收缩腹部，保持15秒。

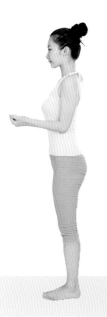

2 双手握拳，贴紧身体，屈双臂成90°，并尽量提高，保持20秒。

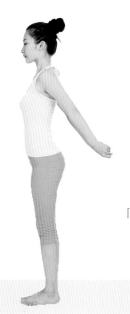

3 双臂伸直，用力向后伸展，保持15秒。

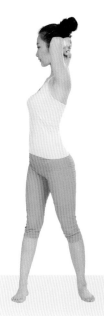

4 双脚分开，与肩同宽，双手抱住后脑勺，身体向左右各转90°，重复20次。

呼吸法预防乳房下垂

充足的氧气是营造良好体内环境的重要因素，科学合理的呼吸方式可以预防和改善乳房下垂状况。

胸前合掌，深深地吸气，并用力合掌，使左右肘与手臂成一字形，用力到双肩发抖，然后徐徐呼气，并卸去手臂力量，使手臂放松。一呼一吸的时间约8秒，每日坚持此呼吸法5分钟，对预防乳房下垂有很好的效果。

按摩法预防乳房下垂

坚持乳房按摩，最好每日进行1~2次，不但可以预防乳腺炎，还能使乳房变得丰满有弹性。在按摩之前，可以先用热毛巾敷一下乳房，以增强按摩的效果。

每日临睡前，两手互搓至掌心发热，将掌心紧贴乳房、乳晕位置，以画圈的方式向上按摩，直至锁骨，然后将范围扩大至腋下继续做螺旋状按摩。

哺乳妈妈平时可用双手交替用力将背部和腋下脂肪向乳房中间推，大约 30 次；再从腹部推脂肪至乳房根部，再向上推至乳房，大约30 次，这有助于预防乳房下垂。或者用掌心从乳房外侧向内轻揉乳房，重复10次至胸部隐隐发热，同样有助于预防乳房下垂。

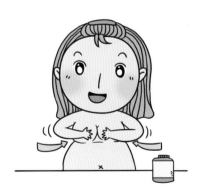

1 双手张开，按住乳房两侧向乳峰挤压，分别对左右乳房按摩20分钟。

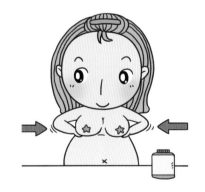

2 双手从乳房根部按住左右乳房，由外侧向乳房中间略微向上挤压按摩。

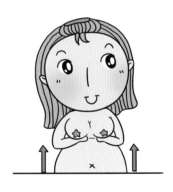

3 双手分别托住乳房向上挤压按摩2分钟，再放在乳沟，沿着乳房根部打圈按摩20下。

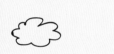

乳头皲裂做好护理

乳头皲裂是指乳头、乳晕发生大小不等的皮肤裂口。裂口中分泌物干燥结成黄色痂皮，会引起干燥性疼痛。乳头皲裂多出现在哺乳期，如果新妈妈是第一次生宝宝，更容易发生乳头皲裂。乳头皲裂后，细菌容易进入乳房组织内，这也是引起急性乳腺炎的原因之一。

通常来说，哺乳方式不当，哺喂时间过长；乳头皮肤娇嫩，不耐宝宝吸吮或乳头被宝宝咬破；乳头畸形，如扁平乳头、乳头凹陷，造成宝宝吸吮困难；乳汁分泌过多、外溢，乳头皮肤被长期浸渍在乳汁中，引起乳头糜烂或湿疹，都有可能造成乳头皲裂。新妈妈可以从以下几个方面防治乳头皲裂。

● 刚开奶的新妈妈，乳汁量不是很多，乳头比较娇嫩，宝宝吸吮力度稍微大一点就有可能吸破乳头。为避免乳头受伤，喂奶时应让宝宝含住乳头和大部分乳晕。每次哺乳前，可以先挤出一点乳汁涂抹在乳头及乳晕上，让其变软，就会有利于宝宝吸吮。

● 每隔2~3天用75%的酒精擦洗并按摩乳头，以增强乳头皮肤的耐磨力，这样哺乳时就不易被宝宝咬破。

● 养成良好的哺乳习惯，哺乳时间不要过长，每侧乳房每次哺乳10~15分钟。

● 选择宽松棉质文胸，经常更换，保持干燥，以防乳头皮肤被擦伤。

● 出现乳头皲裂后，哺乳妈妈应适当减少催乳营养汤的食用，防止乳头长期浸渍在乳汁中，加重病情。

● 用乳头保护器罩住乳头，不让宝宝直接接触乳头；或用消毒纱布包住乳头使其勿被触碰，以减轻疼痛。

● 对于已经开裂的乳头，哺乳前后用温开水清洗乳头、乳晕。哺乳后在皲裂处用乳汁或熟食用油涂抹伤口处。

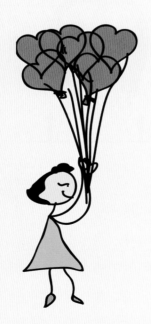

缓解乳房胀痛小妙招

　　新妈妈在分娩后3~6天，乳房会逐渐开始充血、发胀，分泌大量乳汁。如果乳汁分泌得过多，又未能及时排出，就会出现乳房胀痛。较长时间的胀奶容易引起乳腺炎，应该及时处理。

　　● 如果有轻微的胀痛感，可用热毛巾热敷乳房，注意避开乳晕和乳头部位，因为这两处的皮肤较嫩。每次热敷15分钟左右，每天热敷3~5次，胀痛感就会明显减轻。

　　● 如果乳房很痛，可再用一盆40℃以上的热水，下弯上身，让乳房泡在脸盆里，轻轻地摇晃乳房，借着重力使乳汁较容易流出来，直至乳腺管通畅、肿胀消失为止。

　　● 缓解乳房胀痛的最好办法就是让宝宝频繁吸吮。给宝宝哺乳时，一定要将双侧的乳房都排空。如果宝宝实在吃不完，就要借助吸奶器进行吸奶，避免乳汁瘀积引起乳房胀痛，还能促进乳汁分泌。

　　● 如果给宝宝哺乳后还是肿胀，可以用清凉的毛巾冷敷乳房以减轻胀痛，还有助于阻止细菌侵入引发炎症。冷敷不会让乳腺组织萎缩，不必担心会减少乳汁分泌。

　　● 可按摩缓解胀痛感。洗净双手，握住整个乳房，轻轻从乳房四周向乳头方向进行按摩挤压。

　　如果挤压时发现某处有硬块，可以用右面的按摩方法来缓解。

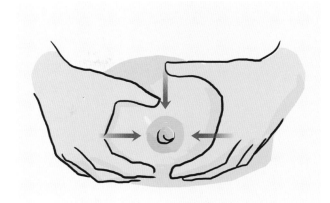

1 双手呈C字形托住乳房，朝乳头方向推，特别是有硬块的地方要多推几下。

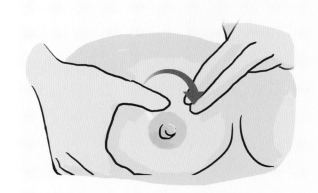

2 用一只手托住乳房，另一只手的食指和中指并拢，在硬块处下压，并画圈轻揉。

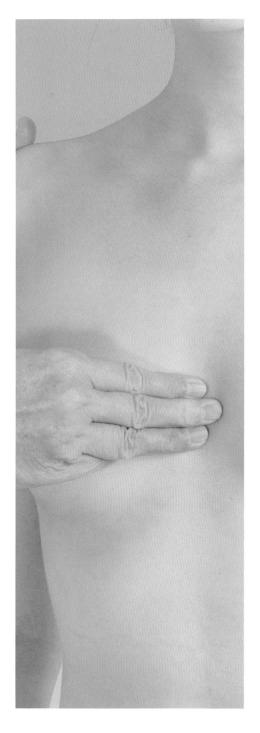

乳房有硬块不一定就是堵奶

很多妈妈都知道堵奶是乳房有硬块的原因之一，但其实，乳房有硬块的原因是多种多样的，是否真正堵住还要看实际情况。

哺乳期有时候可能会因为诸多原因，遭遇乳房硬块，不同情况下应有不同对策，出现硬块时，首先要做的判断：

● 硬块是一直都有还是之前没有但分娩后忽然出现的。

● 宝宝吃过奶之后硬块是否会变小变软。

● 痛感是否强烈。

乳房的情况不同，得出的结论也会不同。但无论是哪种情况，都不能用力去按揉乳房，处理不当会造成乳腺损伤，让乳房受伤，后果严重甚至会化脓。安全的做法就是尽量多地让宝宝吃不舒服的一侧乳房，配合适当的温敷冷敷。如果超过24小时没有自行好转，及时寻求专业哺乳指导或者哺乳顾问的帮助，以免延误最佳的处理时机。

乳腺炎只是乳房感冒了

初次哺乳，新妈妈很容易发生乳腺炎，主要表现为乳腺红肿、疼痛，严重者会化脓，并形成脓肿，还常伴有发热、全身不适等症状。产后发生乳腺炎主要有两个原因：第一，新妈妈乳头、乳晕的皮肤薄，易导致乳头破损而引起细菌感染。第二，乳汁瘀积（乳头发育异常，包括乳头内陷、扁平乳头和乳头过小等情况是乳汁瘀积的主要原因），这样非常容易给细菌一个生长繁殖的机会。

乳腺炎是月子里的常见病，只要在哺乳和日常生活中多加注意，还是可以预防的。预防乳腺炎要从孕期开始，直至喂奶期间，最好用干净的湿毛巾擦洗乳头和乳房，杜绝细菌从裂口进入乳腺而引起感染。

注意宝宝口腔卫生。要尽量保持宝宝口腔的卫生，虽然母乳喂养的宝宝在添加辅食前一般不需要喝水，但为了宝宝的口腔健康，可以适量给宝宝喂一两口水来清理口腔。

哺乳后将乳汁吸空。每次哺乳后，不要让剩下的乳汁积存在乳房里，"攒着"给宝宝下次吃，而是应该用吸奶器将乳汁吸空，减少细菌繁殖的机会。

注意睡姿和文胸的大小。有一部分患上乳腺炎的哺乳妈妈，就是因为睡觉时不小心挤压乳房造成的。而文胸过紧也会挤压乳房，可能引发乳腺炎。

注意休息，及时就医。妈妈在哺乳期要保证充足的休息时间和合理的饮食，以提高身体的抵抗力，减少乳腺炎发生的机会。一旦发生乳腺炎并伴有发热，就要及时去医院就医。

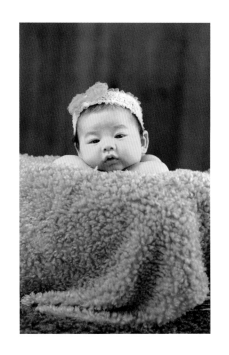

如果炎症相对严重，妈妈要在医生指导下进行治疗，并用冷敷（将毛巾放进冰箱冷藏一会儿）或温敷的方法缓解疼痛。冷敷时，每边乳房不宜超过10分钟，每天3次左右为宜。如果冷敷时间过长，有可能会引起回奶。在哺乳前温敷约15分钟，通常情况下可以促进乳汁流动。要提醒新妈妈的是，乳腺炎不可以热敷，热敷会扩张乳腺管，加剧症状。

---

tips 一定重点看　　　　　　　**乳腺炎妈妈饮食宜忌**

患乳腺炎的妈妈可多吃一些清热散结的食物，比如黄花菜、芹菜、丝瓜、苦瓜、油菜、番茄、藕、茭白、茼蒿、黑木耳、海带等。

忌吃燥热、辛辣刺激食物，如韭菜、辣椒、芥末、酒等。还要忌热性、油腻食物，如肥肉、油条、麻花等油炸糕点。

恢复少女状态

Recovery

----- 喊话老公 -----

"

**我需要一段时间
从手术后痊愈。
作为老公、爸爸，
你要更加努力地
操持家务。**

"

子宫复位

从宝宝出生的那一刻开始，新妈妈的身体就有了新的变化——孕激素水平突然回落、宫缩素水平上升，激素水平的波动，都是为了让新妈妈的身体更好更快地恢复。而产后变化最大的就是子宫，在胎盘娩出后6周的时间里，从1000克左右，缩小到50~70克的重量，从宝宝的"小房子"，变成只有一个拳头大小。

产后第2周是内脏收缩至孕前状态的关键时期，此时做些和缓的产后体操可以帮助新妈妈的内脏复位：俯卧，双腿伸直并拢，双手自然放于身体两侧，将枕头放在腹部，将脸侧向一边，保持自然呼吸。这套子宫恢复操虽然简单，但是对子宫和骨盆腔的收缩有很大的助益，新妈妈可早晚各做3~5分钟，能有效防止子宫后位，促进子宫回到正常的位置上。不过这套子宫恢复操只有在较硬的床上进行才能起到很好的效果，太软的床不利于子宫恢复。

产后子宫恢复情况

分娩后至产后第1周	在分娩刚刚结束时，因子宫颈充血、水肿，会变得非常柔软，子宫颈壁也很薄，1周之后才会恢复到原来的形状
产后第2周	子宫颈内口会慢慢关闭
产后第3周	子宫基本收缩完成，已回复到骨盆内的位置，最重要的是子宫内的积血快完全排出了，此时雌激素的分泌将会特别活跃，子宫的功能变得比怀孕前更好。此时，新妈妈应该坚持做些产褥体操，以促进子宫、腹肌、阴道、盆底肌肉的恢复
产后第4至第5周	顺产的新妈妈子宫已经恢复到产前大小，剖宫产的新妈妈可能会比顺产的新妈妈恢复得稍晚一些
产后第6周	新妈妈的子宫内膜已经复原，子宫体积慢慢收缩到原来的大小，已经无法摸到子宫

骨盆正位

　　分娩之后，新妈妈会分泌出一种特殊的激素，这种激素会使骨盆变宽，导致有的新妈妈即使体重减轻了，臀部看起来还是很宽很大。因此新妈妈在产后需矫正骨盆。下面这套健身操就是利用健身球收缩骨盆，以达到瘦臀、平腹的减肥效果，还能使臀部肌肉紧实，帮助子宫和阴道复原。

借助健身球矫正骨盆

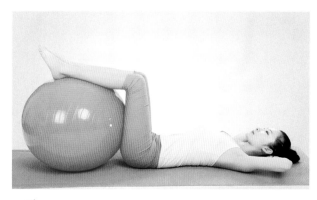

1 仰卧，双腿放在健身球上做腹式呼吸（腹式呼吸详见第156页）。

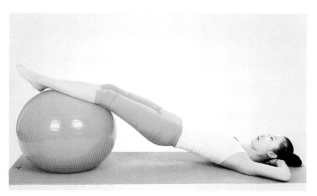

2 吸气的同时臀部抬起，保持5秒，放松。

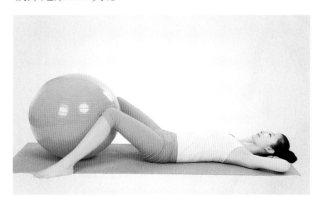

3 用两个膝盖夹紧健身球，同时收缩肛门，反复进行10次。

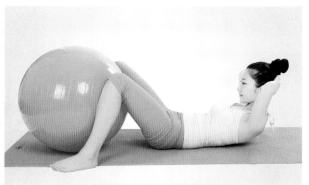

4 上身抬起，保持5秒。

会阴护理

分娩会造成阴道腔扩大，阴道壁松弛且肌张力低下，产后新妈妈的阴道腔逐渐缩小，阴道壁肌张力逐渐恢复。不过产后还需要及时通过一些锻炼来加强弹性的恢复，促进阴道紧实。

凯格尔练习紧缩阴道

凯格尔练习是一种练习耻骨、尾骨肌收缩能力的方法。首先找到耻骨、尾骨肌，耻骨、尾骨肌在双腿之间，收缩直肠与阴道时就可感觉到这两块肌肉的存在。

步骤如下：仰卧，将一个手指轻轻插入阴道，此时尽量让身体放松；主动收缩肌肉夹紧手指，在收缩肌肉时吸气，感受肌肉对手指的包裹力量；放松肌肉时呼气。

反复几次，每次肌肉持续收缩3秒钟，然后再放松3秒钟。拿出手指，继续练习放松收缩肌肉，同时集中精力感受肌肉的收缩与放松。应注意，进行凯格尔练习至少要持续6周。

缩肛运动复原阴道

顺产的新妈妈，在产后第1天就可以开始做缩肛运动，这对产后阴道复原、盆底肌肉恢复非常有益。会阴侧切的顺产妈妈产后第1天不适合做缩肛运动，应该等伤口愈合之后再进行。

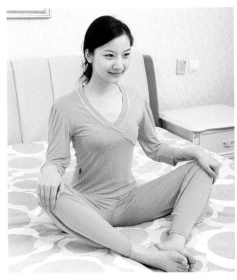

1 坐位，两膝分开，双手自然平放。

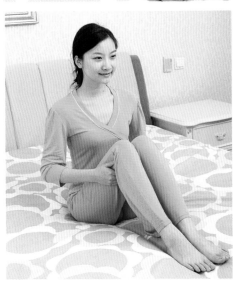

2 合拢双腿，同时用力收缩以及放松肛门。

收缩盆底肌肉

女性在不同时期身体都发生着不同的变化，盆底肌肉对于女性来说是最私密最娇嫩的部位，这个部位的好与坏影响着女性的身心健康和婚姻"性"福指数。但是在分娩过程中，女性最重要的部位，盆底肌肉受到的伤害却是最大的。

产后第4周，子宫大体复原，新妈妈此时应该坚持做些产褥体操，以促进子宫、腹肌、阴道、盆底肌肉的恢复。这套运动有利于增强盆底肌肉，帮助盆底组织恢复，可每天做4~6次。骨盆一旦恢复得很好，新妈妈腰腹部也会显得纤细，重获性感的腰部曲线。

盆底运动促恢复

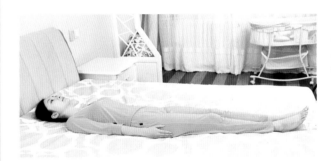

1 仰卧，双腿、双手自然平放，匀速呼吸，保持15秒。

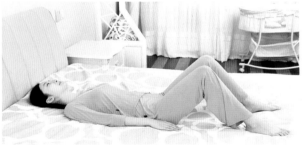

2 双膝弯曲，张开与肩同宽，保持15秒。

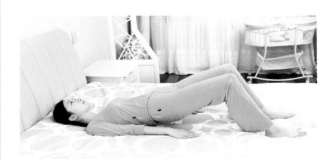

3 用力将臀部抬离床面，并紧缩肛门，保持10秒。

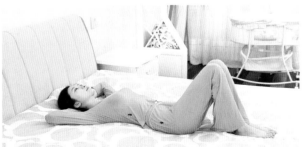

4 放下臀部，双手放于脑后，放松，调整呼吸。

改善腹直肌分离

产后妈妈变化最大的就是肚子了，也就是腹部。对于腹部来说，最明显的变化就是腹直肌的分离，腹直肌就是我们通常说的豆腐块似的腹肌。左右两侧的腹直肌通过腹直肌鞘，沿着中间的腹白线接缝连接。怀孕中，随着宝宝的长大，妈妈的肚子变得越来越大，不断增大的子宫会将妈妈两条腹直肌从腹白线的位置拉开，造成腹直肌分离的现象。腹直肌分离不仅会造成产后肚子依旧松松垮垮，影响美观，严重的还会有小肠疝气的病症。

腹直肌分离通常会自行恢复，但时间会比较长，因此分娩后，新妈妈需要做一个系统检查，排除盆底损伤，评估腹直肌分离程度，结合检查报告和医生建议，抓住产后恢复黄金期，选择合适的产后康复训练，改善腹直肌分离的情况。

但要注意的是，如果盆底肌肉还没恢复好，比如子宫脱垂比较严重、盆底肌肉力量很弱的，不建议做很多腹部的动作，一定要先把盆底恢复好，因为这些运动会给腹腔压力，对盆底造成压迫，影响盆底的恢复。

另外，如果分离宽度超过3指，产后1~2年仍不能恢复，或者有明显白线疝等不适，应该尽早考虑进行手术治疗。通过手术将腹白线变窄，使分离的腹直肌重新靠拢。

基本训练

全身放松，取仰卧位，尽力大口吸气、呼气，整个过程保持胸腔不扩张。吸气时尽量向外扩张腹部，停顿5~10秒，呼气时尽力向内收缩腹部，停顿5~10秒，以上为一个循环。一般每次5~10分钟，每日3~4次。

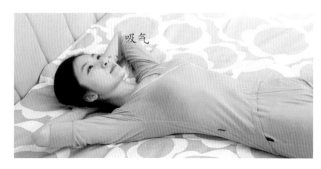

1 仰卧，两臂放在脑后，用鼻子缓缓地深吸一口气，使腹壁下陷，内脏牵向上方。

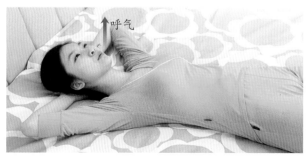

2 从口中慢慢地吐出气来，进行3次。

消除妊娠纹

肚子在慢慢回缩，这让新妈妈很欣慰，仿佛看到了自己往日的苗条身材。但是在腹壁、大腿内外侧、臀部、胸部、肩膀与手臂等处，还有一些白色或银白色的有光泽的瘢痕线纹，这就是妊娠纹。新妈妈可以通过一些巧妙的方法，扫除瘢痕，让自己容光焕发。

好习惯可以淡化妊娠纹。保持皮肤清洁，经常洗澡。洗澡可以促进身体血液循环，有利于妊娠纹的淡化和治疗。在坐月子时，少吃甜腻、油炸、刺激性强的食物，多吃新鲜蔬菜和水果，每天保证喝6~8杯白开水。

使用去妊娠纹产品。去除妊娠纹都要经过活化纤维细胞，让断裂的纤维组织再生这一过程，所以只有持续使用去妊娠纹产品，才能让妊娠纹逐渐去除。每晚临睡前，仰卧在床上，两手抹适量妊娠纹防护按摩霜，按照从上到下、从左到右的顺序慢慢按摩。刚开始时可以每天3次，上午、下午、晚上各1次，每次按摩时间在5~10分钟。

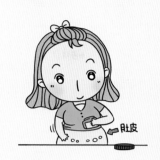

1 取适量妊娠纹防护按摩霜，均匀涂抹于腹部。

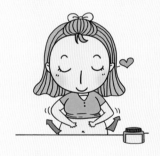

2 双手手心由腹部中心（肚脐以下位置），自下而上，由中心向两侧轻轻涂抹。

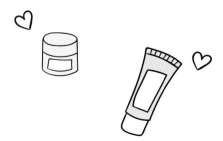

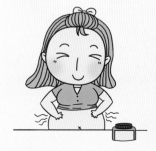

3 用掌心按顺时针打圈按摩3~5分钟，让肌肤充分吸收营养精华。

减少脱发

产后许多新妈妈都容易掉头发，这给新妈妈们带来了不少烦恼。有些新妈妈的脱发是心理因素造成的，主要是产后存在不愉快的情绪和精神压力。新妈妈只要调整好心态，好好补充营养，掉发的现象就能得到改善。

及时补充营养。头发的生长不但需要丰富的蛋白质，还需要一定的微量元素。怀孕和分娩会造成新妈妈身体"内环境"突然改变，体内激素比例也会失调；分娩还易造成产后妈妈头发营养供给不足，使毛囊细胞功能受到影响，从而造成脱发；生产时大量失血，也会使头发失去血液滋养而脱落。因此产后妈妈们应注意饮食的多样化，及时补充维生素、蛋白质和矿物质，这将有助于头发的恢复和生长。

短期内不要烫发。分娩后半年内，妈妈的头发不但非常脆弱，而且极易脱落。如果再用化学冷烫精烫发，会加剧头发脱落。另外，化学冷烫精一旦被宝宝接触、吸收，还会影响宝宝的正常生长和发育。为了宝宝的健康，妈妈最好等宝宝断奶或分娩一年后再烫发。

使用合适的梳子常常梳头。不要用塑料梳子梳头，塑料梳子与头发摩擦时容易产生静电，从而给头发和头皮带来一些不良的刺激。可以经常用木梳或牛角梳梳头，或者用手指有节奏地按摩、刺激头皮，可以促进头皮的血液循环，有利于头发的新陈代谢。另外要选用性质温和，适合自己的洗发用品，定期清洗头发。

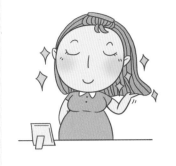

1 取坐姿或站姿，松开头发，放松全身。

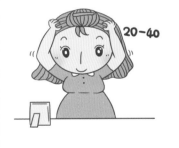

2 双手手指微屈，以十指指端从前发际起，经头顶向后发际推进。重复20~40次。

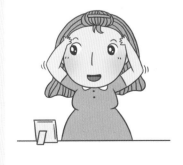

3 双手手指自然张开，用指端从额前开始，沿头部正中按压头皮至枕后发际，然后按压头顶两侧头皮，直至整个头部。每次按2~3分钟。

近视眼妈妈重新验光

新妈妈坐月子的时候，眼睛的护理非常重要。产后新妈妈的五脏虚损、精气不足，眼睛失去养分，就会影响眼睛的生理功能，造成视疲劳，甚至是视力衰退。有些新妈妈眼前会出现"冒金星"的现象，或是感到眼前有小黑点儿移动，视力模糊，对此不要掉以轻心，应及时去眼科做个全面检查。因为这种现象往往是高血压的表现，新妈妈一旦患上高血压，需及时治疗，以免造成更大的疾病隐患。

产后眼花、视力下降不容忽视。由于体内激素的变化，有些新妈妈会出现眼花的症状。不用担心，坐月子时只要注意少用眼，多吃一些对眼睛有利的食物，如鱼肉、胡萝卜、橙子等，过一段时间，眼花的症状就会减轻，直至完全康复。

不要长时间盯着手机。坐月子期间最好不要使用手机，特别是在光线比较暗的环境下，因为这些电子产品的屏幕比较刺眼，长时间注视会伤害眼睛。产后新妈妈一定要经常闭目养神，让眼睛得到充分的休息。

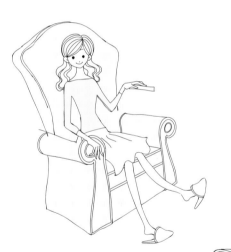

看电视、上网时间要合理。在月子里，新妈妈应注意休息，要控制看电视和上网的时间，否则眼睛会感觉疲劳。一次观看电视或上网的时间不要超过1小时，观看过程中，要时不时闭上眼睛休息一会儿，或起身活动一下。另外，电视机放置的高度要合适，最好略低于水平视线。新妈妈要与电视机保持一定距离，与电视机的距离应是电视机屏幕对角线的5倍，这样可以相对减轻眼睛的疲劳。

读书看报要控制时间。与玩手机、看电视相比，读书看报比较适合新妈妈。白天读读书，看看报，光线对眼睛的刺激很小，但毕竟还是用眼，所以需要控制阅读的时间，不宜长时间用眼，以免造成视疲劳。

月子里少哭泣。产后妈妈雌激素急剧下降，伤口还未复原，本来就已经气血损耗，若再哭泣，可能会对眼睛造成伤害。因此产后妈妈尽量不要哭泣，看电视时也不要选那些煽情的悲情戏，要好好地休养。

皮肤光滑、无斑点

体内激素的变化，给爱美的新妈妈带来了种种烦恼，比如痘痘、斑点等，再加上新妈妈忙于照顾宝宝，忽视了自身的保养，让新妈妈看起来没有了往日的风采。其实，只要新妈妈稍加保养，每天抽几分钟打理自己，完全可以做一个漂亮的新妈妈。

大多数女性在分娩后，肌肤会显得干燥、松弛，整个人看起来都没有生机和活力。这就需要新妈妈重视皮肤的保养和护理。不过，新妈妈最好根据自己皮肤的类型，选择适合自己的护肤方式。

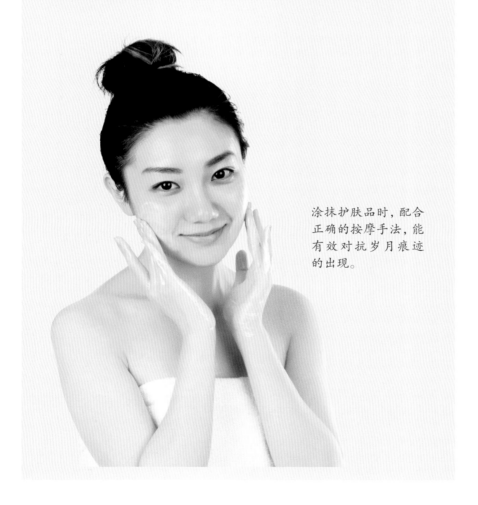

涂抹护肤品时，配合正确的按摩手法，能有效对抗岁月痕迹的出现。

中性皮肤的护理

中性皮肤就是我们正常的皮肤，pH 在 5~5.6 之间，它是健康的理想皮肤，表现为不油腻、不干燥、皮肤富有弹性、看不到毛孔、肤色红润有光泽，不容易老化、对外界刺激不敏感、没有皮肤瑕疵。

中性皮肤的保养重点就是要随着季节的变化来选择适当的护肤品。夏季一般选用乳液型护肤品，以保证皮肤的清爽；秋冬季可以选用油性稍大的护肤霜或护肤膏，防止皮肤干燥。

早上在清洗完脸部后，可用收敛性化妆水收紧皮肤，涂上营养霜；晚上洁面后，用霜或乳液润泽皮肤，使之柔软有弹性。

中性皮肤的新妈妈饮食要注意补充皮肤所必需的维生素和蛋白质，适当多吃水果、蔬菜、牛奶、豆制品等。

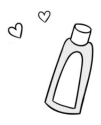

油性皮肤的护理

油性肤质的新妈妈大多油脂分泌旺盛，额头、鼻翼有油光，毛孔粗大，触摸有黑头，皮质厚硬不光滑，外观暗黄，易受紫外线照射影响，易出现痤疮、粉刺等。

油性皮肤的保养重点就是时刻保持皮肤的清洁，调节油脂分泌。油性皮肤的新妈妈可以选择洁净力强的洗面乳，一方面能清除油脂，一方面能调整肌肤酸碱值。洗脸时，将洗面乳放在掌心上搓揉起泡，仔细清洁脸部和T字部位，然后用清水反复冲洗。洗脸后，可用收敛性化妆水，以抑制油脂的分泌。晚上洁面后，可适当地按摩，以改善皮肤的血液循环，调整皮肤的生理功能。新妈妈可每周做一次面膜，不仅可以彻底清洁肌肤，调节油脂分泌，还能使肌肤清透、细嫩。

这种类型皮肤的新妈妈饮食应避免吃动物油及辛辣食物，多吃水果和蔬菜。如番茄、黄瓜、生菜、草莓、猕猴桃、葡萄等。

干性皮肤的护理

干性皮肤最明显的特征是皮脂分泌少，皮肤干燥、白皙、缺少光泽，毛孔细小不明显，容易产生细小皱纹，毛细血管表浅，易破裂，对外界刺激比较敏感，皮肤易生红斑，其pH为5.5~6.0之间。干性皮肤保养最重要的一点就是保证皮肤得到充足的水分。

首先在选择清洁护肤品时，尽量选用对皮肤刺激小的含有甘油的香皂，有时也可不用香皂，只用清水洗脸，以免抑制皮脂和汗液的分泌，使得皮肤更加干燥。彻底清洁面部后，应立刻使用保湿性化妆水或乳液来补充皮肤的水分。睡前可用温水清洁皮肤，然后按摩3~5分钟，以改善面部的血液循环，并适当地使用乳液、营养化妆水或晚霜。

干性皮肤的新妈妈在饮食中要注意选择一些脂肪、维生素含量高的食物，如鱼类，牛奶、鸡蛋、猪肝、香菇、南瓜及新鲜水果等。在秋冬干燥的季节，要格外注意保养，补充水分。

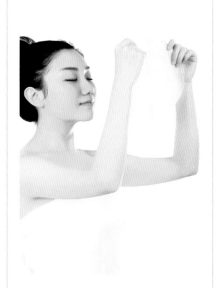

不要过早进行美白护理

妊娠斑、黄褐斑、蝴蝶斑或色素沉着等是新妈妈最想清除的皮肤问题。其实，产后祛斑美白不宜过早进行，因为随着产后身体的恢复，大部分新妈妈的妊娠斑都能慢慢淡下来。不过，对于需要使用祛斑美白产品的新妈妈来说，最好选用原料天然、成分简单的美白祛斑产品。有的美白祛斑产品添加了铅、汞等重金属成分，会进入乳汁危及宝宝的健康。所以哺乳期妈妈应该避免使用这类美白祛斑产品，不确定成分的美白产品最好也不用。

瘦身塑型慢慢来

喊话老公

"
**身材走样和产后
肥胖绝对是我新的
苦恼。在这个过程中
我可能会气馁，
请你多鼓励我，
另外，体重的笑话
不适合和我讲。**
"

产后瘦身不同于一般减肥

产后妈妈不仅需要哺乳，保证乳汁的质和量，而且历经分娩，新妈妈身体各部位的恢复需要一定时间，所以一般的减肥法大多不适合产后的新妈妈。新妈妈绝对不能为了追求减肥速度和效果而盲目节食或在无科学的指导下进行高强度运动，最后伤害的是自己和宝宝的健康。

不宜生完宝宝就节食。 产后42天内，哺乳新妈妈不要盲目通过控制饮食而减肥。此时如果强制节食，不仅会影响新妈妈身体恢复，也会导致宝宝营养跟不上。

贫血时忌瘦身。 如果新妈妈分娩时失血过多，会造成贫血，使产后恢复减慢，在没有解决贫血的基础上瘦身，势必会加重贫血。所以，产后妈妈若贫血一定不能减肥，要多吃含铁丰富的食物，如动物肝脏和动物血、猪肉、牛肉等。

运动要量力而行。 产后进行适当运动可以促进血液循环，增加热量消耗，防止早衰，恢复生育前原有的女性美。但时间不可过长，运动量不可过大。要根据个人体质情况逐渐延长时间，适当加大运动量，逐步由室内走向户外。

运动前先哺乳。 哺乳新妈妈在运动前最好先给宝宝喂奶，这是因为通常运动后，新妈妈身体内会产生大量乳酸，影响乳汁的质量。而且，运动后也不要立即给宝宝哺乳。因为乳酸潴留于血液中会使乳汁变味，宝宝不爱吃。据测试，通常中等强度以上的运动就会产生此种状况。哺乳新妈妈必须注意，只宜从事一些温和的运动，运动结束后先休息一会儿再哺乳。

运动是最好的减肥方式

新妈妈在产后适当运动，可以使气血畅通，有助于体力恢复和器官复位，还可以促进消化，消耗热量，帮助恢复体形和产后瘦身。

一般来说，女性在30岁以后就开始进入体重增加期，因此，年龄偏大的新妈妈更不能忽视产后瘦身，只要有足够的耐心和决心，掌握产后瘦身的黄金期和科学的瘦身方法，也能恢复到孕前的身材，甚至比之前的身材更好。在运动前，新妈妈要做好以下准备工作。

与医生沟通。新妈妈可以就产后运动事宜与医生提前沟通，看是否适合运动、适合做什么运动、什么时间适合做运动等，让医生帮助新妈妈制订一个产后运动计划。

饮食准备。空腹运动容易发生低血糖。所以，如果新妈妈选择在早晨运动，建议早起30分钟为自己准备可口的早餐。运动前应以含优质蛋白质的食物为主，能量充足可以帮助新妈妈在运动中消耗更多的脂肪。鸡蛋、脱脂牛奶、鱼、豆腐等都是蛋白质的优质来源。

衣着准备。最好穿纯棉的宽松衣裤，另外准备一条干毛巾，以备运动时擦汗。

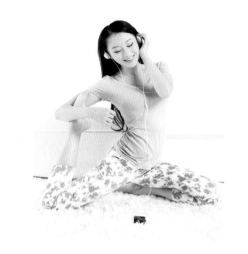

tips 一定重点看

剖宫产妈妈产后4周再运动

剖宫产新妈妈在产后运动上一定要跟顺产妈妈区分开来，千万不能按照顺产妈妈的运动和瘦身方案来进行，这是因为手术的刀口恢复起来需要一定的时间，新妈妈腰腹部比较脆弱，强行用力锻炼，会对身体造成伤害。一般来说，剖宫产妈妈产后24小时可以做翻身、下床走动这些轻微的动作，等产后4周伤口基本愈合了，再进行瘦身运动。

产后瑜伽

定期适度的瑜伽训练能够帮助新妈妈消除分娩产生的生理、心理问题，比如形体恢复、失眠、体内激素失衡引起的情绪变化和照顾新生儿所面临的挑战等。一般来说，产后42天新妈妈就可以适当做一些专门的产后瑜伽了，等到产后3个月，就可以进行一般的瘦身瑜伽了。

虎式瑜伽

虎式瑜伽是产后新妈妈较适宜练习的一种瑜伽方式，不仅能使脊柱更灵活，缓解腰背部酸痛感，还能强壮脊柱神经和坐骨神经，减少髋部和大腿的脂肪，同时可以塑造臀部和背部线条，更重要的是，对新妈妈生殖器官的恢复极有益处，是产后新妈妈恢复身材的极好练习。

做虎式瑜伽时，要注意动作不宜太快，吸气时，伸直的腿部切勿在身体后摆动，做动作的中途不可换气，如果新妈妈气息不足，可根据呼吸频率加快动作速度或者适当降低动作强度，有严重腰部、背部疾病的新妈妈最好不要做这套动作。

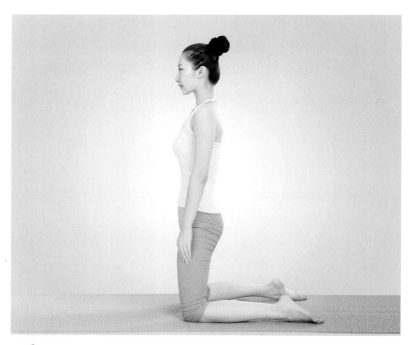

1 双膝跪地与肩同宽，小腿和脚背尽量贴在地面上，大腿与小腿成90°。

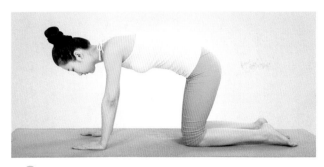

2 俯身向前，手掌着地，指尖向前，手臂垂直地面，脊椎与地面平行。

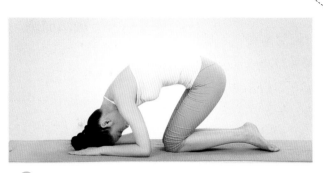

3 吸气，脊椎下沉，形成一条向下的弧线。

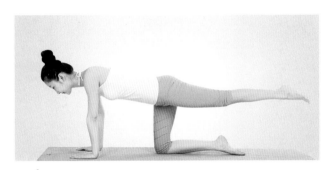

4 抬腿，在身体后侧笔直伸展，不可摆向侧面。

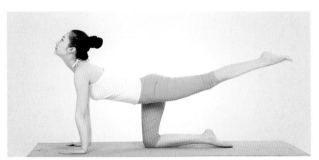

5 同时抬头，抬高下巴，伸展颈部。

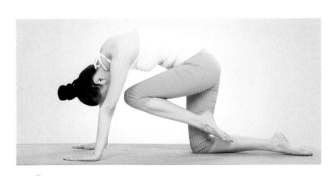

6 呼气，腿收回，膝盖向头部靠近，抬起脊椎成拱形。

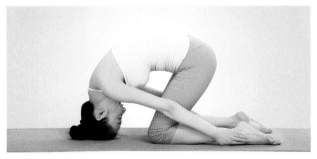

7 跪姿，双手向后伸向双脚，同时低头，收回下颌，尽量靠近膝盖。

挺拔胸部

胸部是妈妈S曲线中的重要一环，很多胸部小的妈妈，在孕期感受到了胸围变大、罩杯增加的美妙体验。但幸福只是一时的，在产后哺乳期结束后，随着体内脂肪的减少，雌激素恢复正常，乳腺开始萎缩。妈妈们发现自己的胸部不光变小，似乎还有些下垂了。为了使胸部傲挺，要紧缩下巴以下已扩展的皮肤，恢复其弹性，还要进行维持胸部弹性的训练。

胸部训练

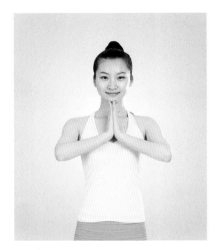

1 两手心相贴，两手肘朝上举，指尖在下巴的高度位置。

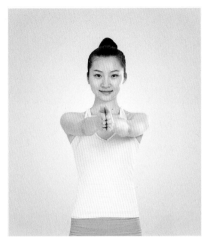

2 两手指尖互贴之下，伸张手肘。

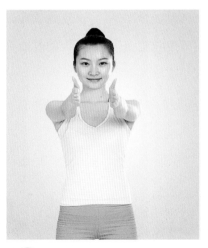

3 两手心相互用力拍打15次。

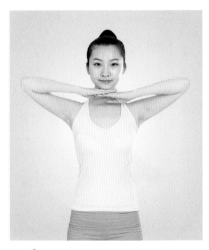

4 弯曲手肘，举到下巴的高度为止，手要伸直，手心朝下，深呼吸，交叉两手20次。

美胸瑜伽

这套瑜伽动作不仅能给胸部一个向上的牵引力，有效提升胸部，防止下垂，还能锻炼手臂和双腿肌肉，美化腿部、臂部线条。美胸瑜伽可每天做2次，每次3~4分钟。整个动作中都要保持背部挺直，才能取得最佳的练习效果。

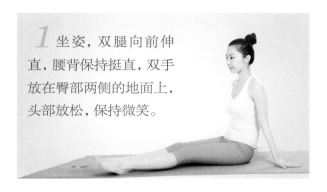

1 坐姿，双腿向前伸直，腰背保持挺直，双手放在臀部两侧的地面上，头部放松，保持微笑。

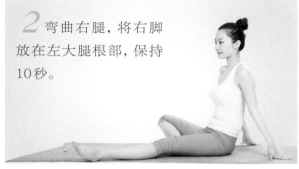

2 弯曲右腿，将右脚放在左大腿根部，保持10秒。

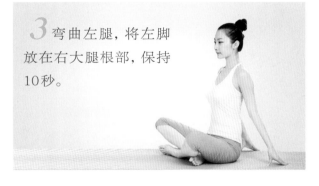

3 弯曲左腿，将左脚放在右大腿根部，保持10秒。

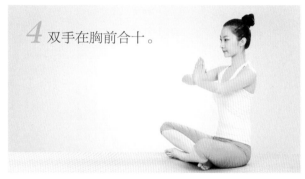

4 双手在胸前合十。

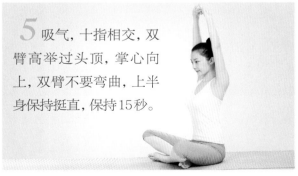

5 吸气，十指相交，双臂高举过头顶，掌心向上，双臂不要弯曲，上半身保持挺直，保持15秒。

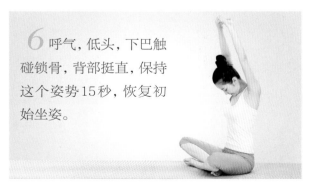

6 呼气，低头，下巴触碰锁骨，背部挺直，保持这个姿势15秒，恢复初始坐姿。

瘦手臂

　　很多妈妈全身都不胖，只有手臂粗，上下不协调，很多露肩和半袖的衣服都穿不了。即便妈妈的腿再细再美，如果手臂很粗，给别人的第一印象就是她很壮。这种虎背熊腰的既视感，无论多漂亮的连衣裙都很容易穿出大妈的感觉来。所以拥有一对纤细紧实的手臂，太重要了！

手臂减肥操

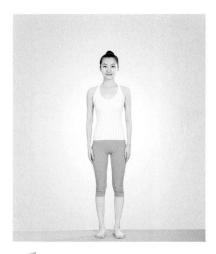

1 站立姿势，双脚分开半个肩宽，双臂放松，垂于体侧。

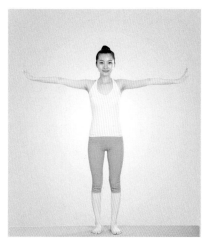

2 双臂向左右两侧水平抬起，双掌竖起，掌心向外。

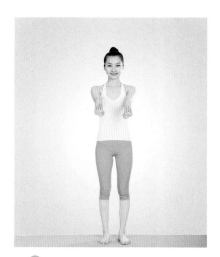

3 整条手臂往前画圆30次。

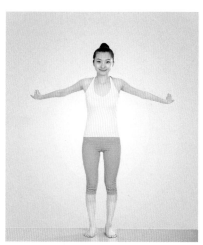

4 手臂还原，再往后画圆30次。

手臂伸展操

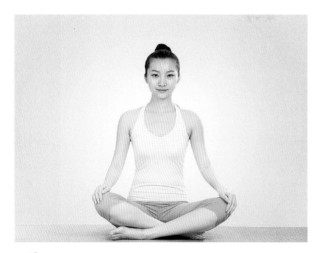

1 坐在地板上，肩膀放轻松，腰背挺直，眼睛直视前方。

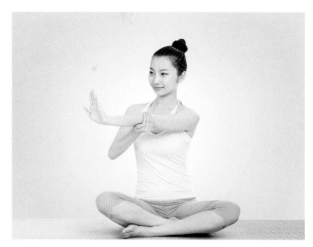

2 左手尽量往身体右前方伸展，右手轻压左手手肘位置，保持10秒。换另一侧做，左右各重复5次。

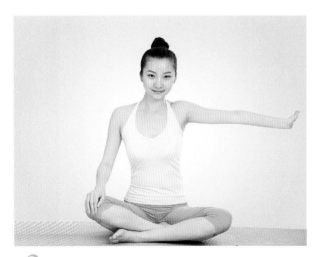

3 回到初始位置，左手臂内侧朝上，左手手心朝外。

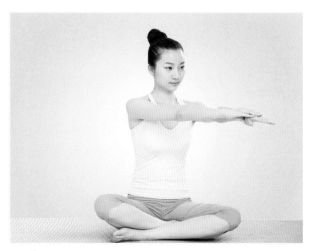

4 (右手轻握着左手手指位置，并沿左手臂方向轻拉)感觉整个手臂肌肉都被拉开。换右手臂进行。

瘦小腹

分娩后，新妈妈的腹部是最容易堆积脂肪的部位。其实，减腹部的赘肉并不是很难，新妈妈平时多运动，保持科学的饮食和睡眠，坚持一段时间，就会看到明显的效果。

腹式呼吸。腹式呼吸，就是吸气时腹部鼓起，呼气时腹部缩紧，就仿佛是腹部在吸进呼出空气似的。随时随地都使用这种呼吸法，坚持1个月，原来那气鼓鼓的小腹就会"消气"不少。

散步。新妈妈吃完晚饭后别只坐着，饭后散步不仅能让新妈妈快速复原，对瘦身也非常有帮助。正确的散步方法应当是挺胸抬头，迈大步，每分钟走60~80米，每天步行半小时至1小时。强度因体质而异，一般以微微出汗为宜。只要坚持3周就可见到明显的瘦腹效果。

腹部穴位按摩。肚脐是个神奇的地方，汇集了全身6条阴经，遍布其周围的穴位密密麻麻。洗完澡后在肚脐周围做画圈按摩，或者上下轻轻揉动肚皮，都有助于产后收腹。由于刚生完宝宝，按摩的力度要掌握好，不能太用力。坚持按摩，不但减腹效果明显，对健康也大有好处。

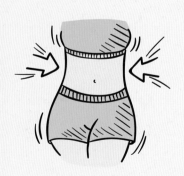

每天上午9~11点之间是脾经气血最旺盛的时候，此时可以分别按揉肚子上的中脘、天枢、关元3个穴位，再配合按手部的合谷。也可以在晚上 21~23点的时候按摩，这时气血流通和毒素及脂肪的代谢加速，按揉这几个穴位，效果也非常好。每个穴位按揉3~5分钟。其中，中脘和关元是单个的穴位，天枢和合谷都是成对的穴位。穴位按揉完毕以后，及时喝一杯白开水，并轻轻扭动腰身10分钟，加速脂肪的代谢。

穴位按摩瘦身，首先就要找对、找准相关的穴位。很多新妈妈觉得找穴位很难，其实只要掌握方法和要领，就能轻松找准穴位。首先新妈妈要静下心来，按照图片穴位所示位置按下去，如果有酸酸麻麻的感觉或者能感觉到有个小小的凹洞，那就表明找对了穴位，反之则没有找对。

中脘: 位于胸窝口与肚脐的中间位置。

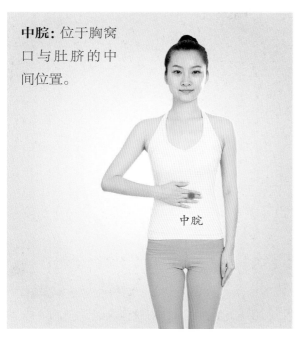

中脘

关元: 肚脐正下方三寸,约四指并拢的宽度。

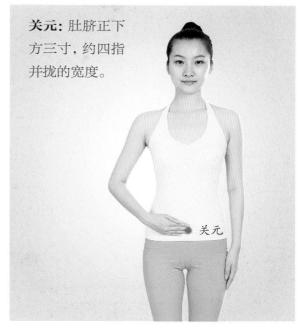

关元

合谷: 在大拇指和食指的虎口间。

合谷

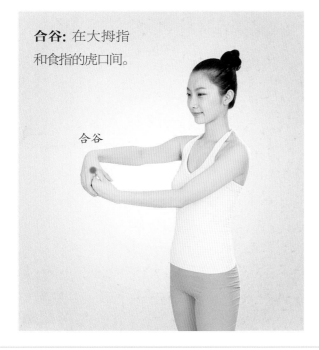

天枢: 位于肚脐两侧两寸,约三指宽处。

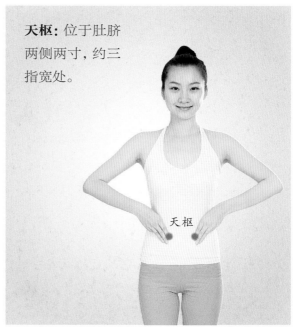

天枢

简易瘦腹操

腹部是人体皮下脂肪贮藏量最大的地方，稍不注意就容易大腹便便，臃肿难看，这套居家简易骨盆操，通过轮流活动双脚，在改善骨盆前后移位状况的同时，能有效刺激腹直肌，收紧小腹，使小腹变得平坦、结实、性感。

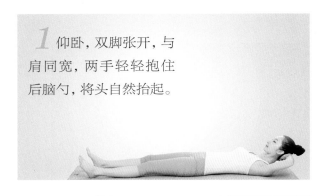

1 仰卧，双脚张开，与肩同宽，两手轻轻抱住后脑勺，将头自然抬起。

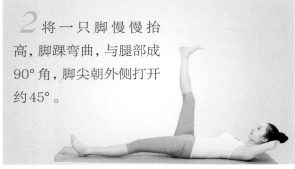

2 将一只脚慢慢抬高，脚踝弯曲，与腿部成90°角，脚尖朝外侧打开约45°。

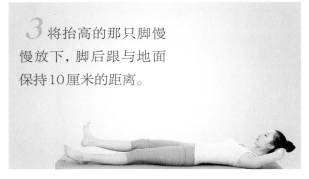

3 将抬高的那只脚慢慢放下，脚后跟与地面保持10厘米的距离。

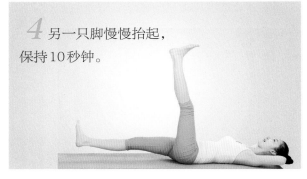

4 另一只脚慢慢抬起，保持10秒钟。

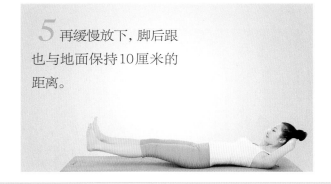

5 再缓慢放下，脚后跟也与地面保持10厘米的距离。

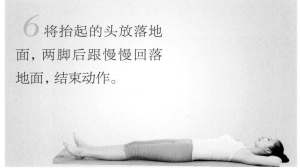

6 将抬起的头放落地面，两脚后跟慢慢回落地面，结束动作。

瘦腰操

    腰围是少女和大妈的分水岭,即使生了孩子,也要全力保持小号腰围。新妈妈月子期间,也是身体状态最虚弱的恢复期,不建议专门进行瘦腰腹运动。产后大约6周后,可以根据自身的情况考虑瘦腰腹计划,产后6个月可以加大瘦腰腹力度,适度增加运动。坐立扭腰式瑜伽,是一个适合新妈妈的瘦腰运动,能够增强脊椎的灵活性,收细腰围。

坐立扭腰式瑜伽

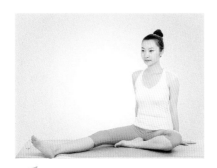

1 双腿向前伸直坐在地板或垫子上,弯曲左腿,左脚跟靠近会阴部位。

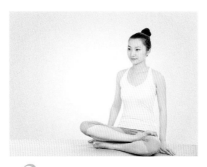

2 弯曲右腿,把右脚放在左大腿上。

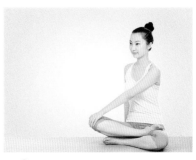

3 右手放在脊椎根部的地板上,左手放到右膝上。

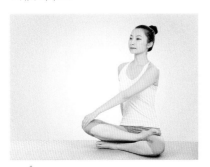

4 吸气,抬升胸骨。

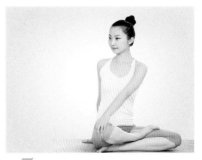

5 呼气,左手拉住右膝靠近身体,身体向右扭转,右肩向后运动,左肩尽量向前。

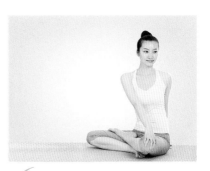

6 放松,并换侧进行。

瘦腰运动一

　　分娩1个月后，新妈妈的身体复原得差不多了，可以做几种中等强度的腹部运动，促进产后身材恢复。

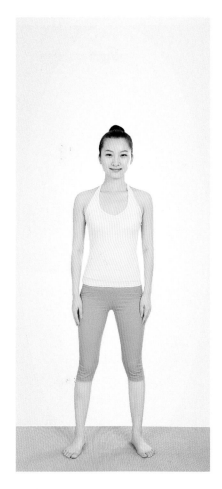 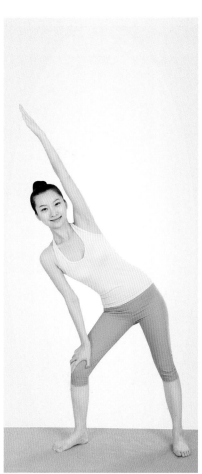 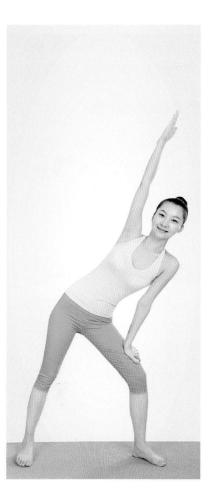

1 站立，两脚分开，比腰稍宽，脚尖朝外。

2 右膝弯曲，右手放于右膝上支撑上半身，左手向上伸展，拉伸侧腹，保持15秒。

3 回到初始位置，再左右交替进行，各做5次。

瘦腰运动二

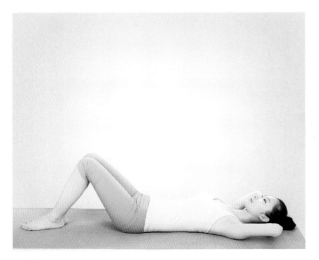

1 仰卧，屈膝，两手托后脑。

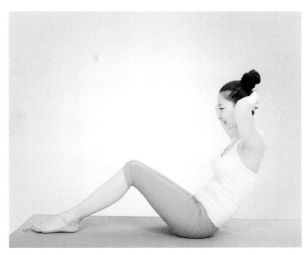

2 慢慢抬起上身。

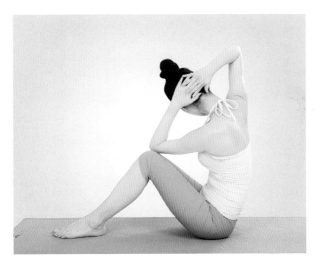

3 左肘与右膝接触后恢复原来的姿势。

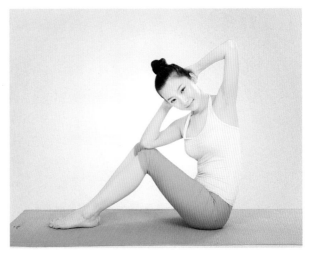

4 右肘与左膝接触，交替进行10次。

提臀操

产后新妈妈可以选择瑜伽来塑造臀部的形状。这套动作对臀形的重塑有很大的帮助，可以紧缩臀部，令脂肪分布均匀，肌肉变弹性富有张力，快速有效地防止和缓解臀部下垂和松弛，令臀部变得圆翘。

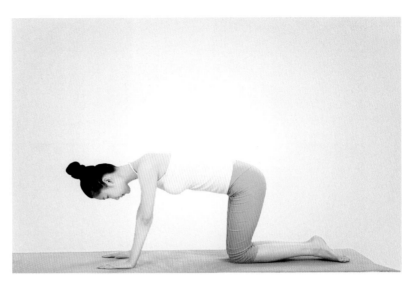

1 身体呈俯姿，双手分开一个肩宽，双膝并拢，用双手和双膝支撑地面，上半身与地面平行，头部朝下。

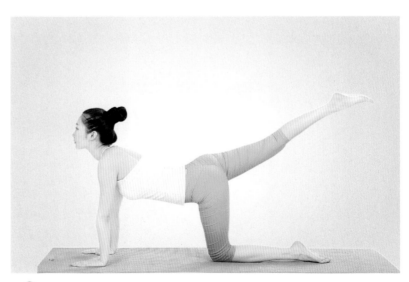

2 抬高右腿，绷直，同时抬头向前看，保持10秒。

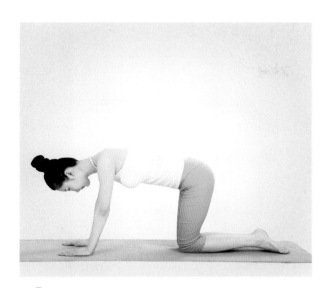

3 呼气，回到初始姿势。

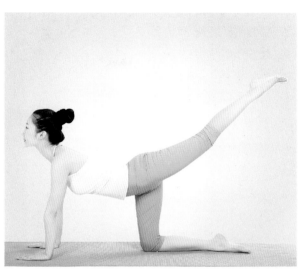

4 换另一侧腿做相同动作，左右腿各重复10次。

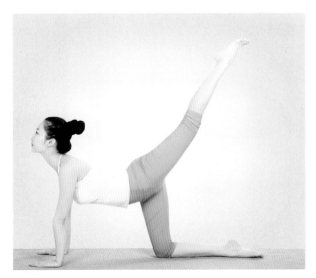

5 将左腿最大限度向后抬高，绷直，双臂不要弯曲，上半身与地面平行，保持这个姿势5秒。

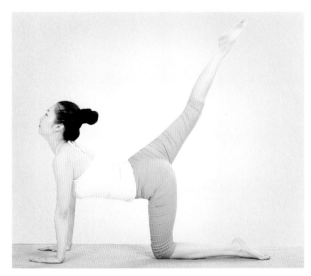

6 换腿重复这个动作，左右腿各重复5次。

美腿操

很多新妈妈产后腿部曲线变得难看，产后瘦腿成了新妈妈的主要任务之一。处于月子期的新妈妈由于长时间不运动，腿部的脂肪增加在所难免，尤其是大腿的脂肪，增长得分外明显，让新妈妈无所适从。其实，产后变粗壮的大腿完全可以通过穴位按摩和简单的动作来变纤细。

足三里穴位按摩减肥

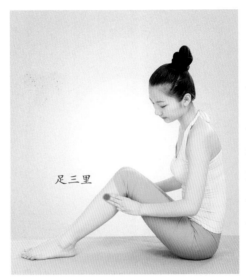

足三里

足三里穴： 位于膝眼下四指宽，胫骨外侧下方一横指处。用指腹反复按揉此穴50次，可以调理脾胃、补中益气、疏风化湿、通经活络，调节机体免疫力、增强抗病能力，还能起到瘦臀、瘦大小腿的功效。

三阴交穴位按摩减肥

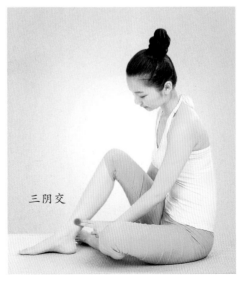

三阴交

三阴交： 位于内脚踝向上三横指宽的位置。常揉此穴对肝、脾、肾有保健作用，还能消除腿部水肿，使腿部线条更匀称、美观。

扶椅踢腿

　　侧身站在椅子后面，手扶稳椅背，身体往椅背一侧倾一下，抬起外侧的腿，绷直脚尖用力来回甩动，至少30下。然后另一条腿也按相同的方式甩30下。

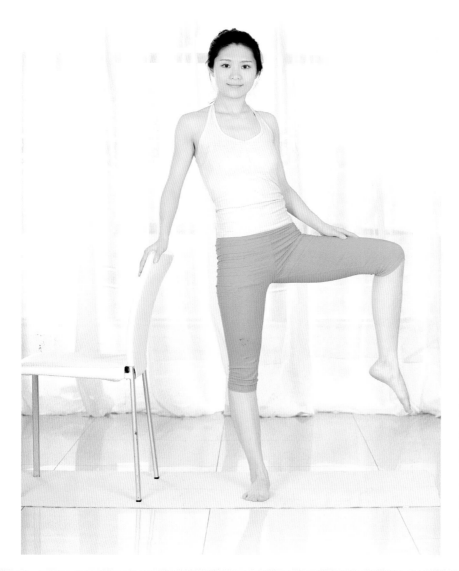

　　这个动作除了拉伸腿部肌肉外，还会利用空气的阻力给全腿带来"按摩"的效果，越是用力，这种"按摩"的效果就越好。每天1组以上，坚持1个月，大腿、小腿甚至脚腕都会变得更加紧致，大腿上原本颤颤的肥肉"运动"幅度也会小许多。

这两套美腿操简便易学，行之有效，既可影响腿部脂肪流向，减缓脂肪在腿部的堆积，改善下身胖、上身瘦的体型，又可把脂肪导向臀部，起到翘臀美臀之效。只要每天坚持锻炼3~5分钟，完美双腿指日可待，可能还会比孕前更加纤细、修长！

美腿操一

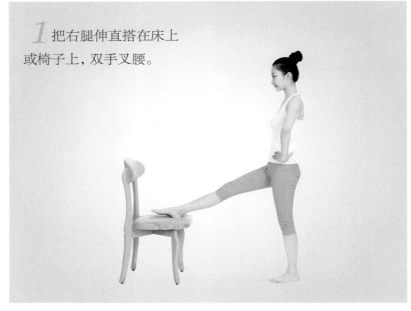

1 把右腿伸直搭在床上或椅子上，双手叉腰。

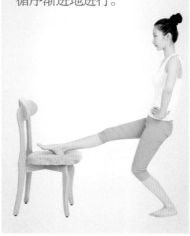

2 屈左膝，慢慢往下蹲，尽量往下，这个动作可以循序渐进地进行。

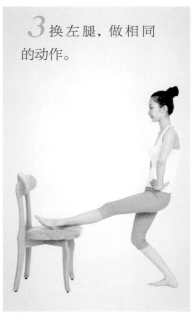

3 换左腿，做相同的动作。

美腿操二

　　新妈妈吃完晚饭后别只顾坐着，饭后进行简单的运动不仅能让新妈妈快速复原，对减少腿部脂肪也非常有帮助。

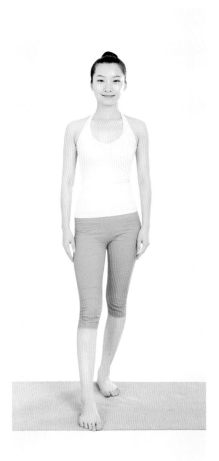 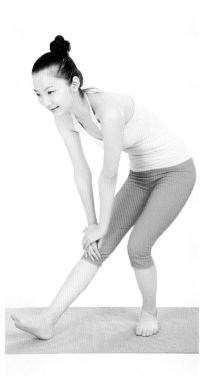 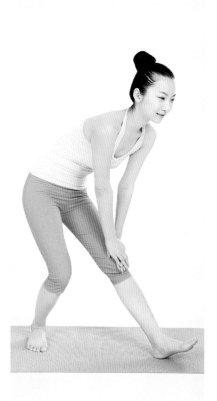

1 两脚前后分开站立，右脚在前，左脚在后。

2 左膝弯曲，右腿绷直，右脚尖向上跷，双手按住右膝，拉伸右腿后侧。

3 左右交替进行 10 次。

都说小腿最难瘦下来，主要原因是没有掌握正确的方法。下面给新妈妈介绍几个瘦小腿的动作，修正腿形。但是不管哪个动作，都最好在新妈妈身体恢复好、能承受的情况下再进行，千万不可操之过急。

温水泡小腿。产后如何瘦小腿，最简单的办法就是用温水泡小腿了。将温水注满木桶，以能完全没过小腿为准，然后加入精油和浴盐，再把整个小腿放入水中浸泡 15 分钟左右，同时轻揉按摩小腿，可帮助排毒。经常这样边泡边按，能有效消除小腿水肿，恢复纤细。

"拍"出纤细小腿。首先拍打小腿肚，让腿部肌肉软化。可坐在地上，将一条腿抬高，并在小腿肚上涂抹一些纤体膏，然后用手掌从各个方向拍打小腿上的肌肉 3~5 分钟。这样可使小腿肚上的肌肉放松，并软化已经僵硬的腿部脂肪。长期坚持，可使小腿上僵硬的肌肉和脂肪慢慢变得松散，使腿部突出的肌肉瘦下来。

跪立式瑜伽燃烧小腿脂肪

呼气，右腿向前迈出一步，右脚跟点地，双臂放于右小腿旁，手指尖点地。再吸气，头部向下压，换腿进行。初做跪立式瑜伽动作时，虽然膝盖和小腿会感觉到疼痛，身体不易保持平衡，但却能有效燃烧小腿内侧的脂肪。随着练习次数的增加，疼痛感会逐渐减轻至消失，平衡能力也会越来越强，小腿将变得更加纤长。

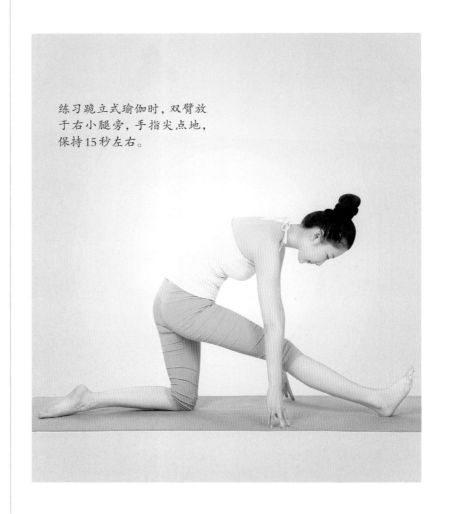

练习跪立式瑜伽时，双臂放于右小腿旁，手指尖点地，保持15秒左右。

三角旋转式瑜伽拉伸小腿肌肉

　　这套动作能最大限度地拉伸小腿肌肉，不仅能瘦小腿，还能增强身体的柔韧性和平衡感。初做时新妈妈可能感觉有些困难，不要太勉强，能做到哪个程度就做到哪个程度。随着身体的恢复，动作会越来越标准，当然，瘦腿效果也会越来越明显。

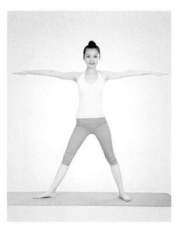

1 自然站立，两脚分开两个肩宽；深吸气，举手臂与地面平行，双膝伸直，右脚向右转90°，左脚转60°，保持15~20秒。

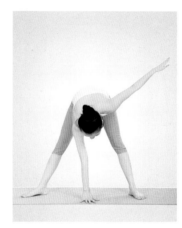

2 呼气，上体左转，弯曲躯干向下，右手放于两脚之间，保持15~20秒。

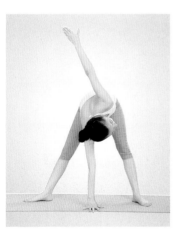

3 右手臂与左手臂呈一竖线，双眼看左手指尖，保持15~20秒。

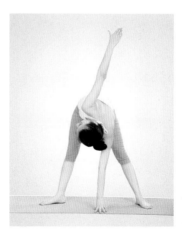

4 吸气，先收双手，再收躯干，最后两脚收回，还原初始位置。换方向进行，重复3次。

5

调体质，
恢复产前好状态

恶露不尽

Lochia

正常恶露的情况

　　分娩后的新妈妈不要只顾着宝宝，而忽视自身的健康，新妈妈一定要重视恶露的变化，恶露是产后妈妈身体恢复的晴雨表。前面已经提到过正常恶露情况（有血腥味，但无臭味），以及产后恶露的排出时间（具体见本书第89页）。恶露是分娩后由阴道排出的分泌物，它含有胎盘剥落后的血液、黏液、坏死的蜕膜组织和细胞等物质，恶露分泌的多少以及多久才会干净，与分娩方式和新妈妈身体状况有直接关系。

　　一般来说，剖宫产妈妈在手术过程中，医生会将子宫腔内的一些血块、胎盘等清除干净，因此，剖宫产妈妈的恶露大概持续2周，而顺产妈妈在产后4周左右恶露也会基本清除干净。但如果产后1个月，恶露仍带血较多，就属于恶露不尽。

恶露不尽的原因

　　恶露不尽很可能是因为妈妈在产后没有休息好，引起内分泌失调，使子宫内膜增生再次剥落，造成阴道断断续续出血。

　　另外，子宫收缩不良，子宫内膜发炎，胎盘、胎膜等组织残留在子宫，不当的食补，如服用过量生化汤等，都有可能引起恶露不尽。

喊话老公　　**"如果你不知道用什么适当的词语给我安慰，那就给我一个爱的拥抱。"**

按摩腹部，巧排恶露

新妈妈产后瘦身，要坚持瘦身与调理身体并进的方式。按摩腹部就是一个很好的办法，既有利于新妈妈尽快排出恶露，又能让腹部的肌肉变紧实。新妈妈可以这样按摩：

平躺于床上，用拇指在肚脐下约10厘米处（这就是子宫的位置）轻轻地做环形按摩。每天按摩2次，每次3~5分钟。当子宫变软时，用手掌稍施力于子宫位置，做环形按摩，如果子宫硬起，则表示收缩良好。

当子宫收缩疼痛厉害时，暂时停止按摩，可采取俯卧姿势以减轻疼痛。腹部按摩可以刺激胃肠蠕动，帮助子宫复原及恶露排出，也可预防因收缩不良而引起的产后出血。

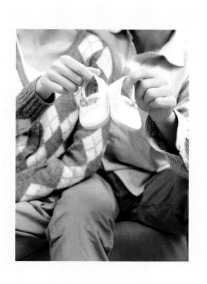

针对病因进行治疗

组织物残留。B超检查提示宫内光团的话，必须行清宫术。顺产的新妈妈可以直接行清宫术，如果是剖宫产的新妈妈，建议在B超定位下行清宫术，术后要给予预防感染和促进子宫收缩的治疗。

产后子宫复旧不良。B超检查常会提示子宫大。由于产后子宫收缩欠佳，子宫内有残留的积液，积血，导致阴道有不规则的少许出血。如果是这种情况，必须先予肌注缩宫素或者静滴缩宫素，然后再加用中药促进子宫收缩治疗，必要时还要口服抗生素预防感染。坚持母乳喂养有利于产后子宫收缩和复旧。

产褥感染。产褥感染会导致子宫内膜炎症，从而出现产后恶露不尽。如果是这种情况，化验血常规会提示白细胞升高、中性比例升高，B超检查常提示未见明显异常。需要给予输液抗感染治疗者，如果正在进行母乳喂养的话，最好使用头孢三代的抗生素配伍甲硝唑静滴治疗，治疗时间为3~5天。

恶露不尽时绝对禁止性生活

产褥期恶露不尽时绝对禁止性生活。因为阴道有出血，标志着子宫内膜创面未愈合，同房时会带入致病菌，引起严重的产褥感染，甚至发生致命的产后大出血。同时，在产道伤口尚未彻底修复前同房，会延迟伤口的愈合，不仅会使新妈妈感觉疼痛，还会继发感染，甚至使伤口裂开。

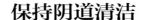
**恶露可能导致产后
泌尿系统感染**

产褥期恶露和分泌物较多，又离尿道口近，导致细菌容易进入尿道，往内进入到膀胱，再往上到肾脏，并造成整个泌尿系统的感染。

泌尿系统感染后的症状主要有频尿、小便疼痛、血尿，且伴有发热，若有这些症状应迅速就医。一旦确诊为泌尿系统感染，可以在医生指导下服用一些抗生素类药物。新妈妈要注意的是千万不能憋尿，且要多喝水，以促使细菌排出。

保持阴道清洁

因为有恶露排出，所以新妈妈要勤换卫生巾，保持阴道清爽。月子里每日清洗会阴2次，大便后加洗1次。用温水冲洗会阴部，或用棉球蘸无菌清水或生理盐水，也可用 1/2000 苯扎溴铵溶液擦拭外阴。先擦阴阜和两侧阴唇，按照从前往后擦的顺序，最后擦肛门，或者直接按压拭干，并选用柔软消毒的卫生纸。一定不可由后往前擦，以免会阴部沾染细菌。

由于女性的外阴部在生理上有其特殊位置，前面是尿道，后面是肛门，中间是阴道，局部皮肤常被尿液、阴道分泌物浸润，容易污染，再加上产后分泌恶露，月经纸垫与外阴摩擦，易使局部皮肤发红、发热、肿胀，加之产后抵抗力下降，常因局部皮肤损伤和产后调养失宜，引起细菌感染而发炎。如果急性期发作症状较轻，未引起足够重视，可能会转为慢性，造成局部皮肤粗糙，外阴瘙痒，影响生活和工作。防治产后外阴部发炎的主要办法有：

● 产后保持外阴皮肤清洁，大小便后用纸擦净，应由前向后擦，大便后最好用水冲洗外阴。

● 恶露不尽时应勤换卫生巾，勤换内裤，内裤要穿舒适透气的棉织品。

● 如果发现外阴部有红色小点凸起，可在局部涂些2%的碘酒。注意只能涂在凸起的部位，不要涂在旁边的皮肤上。如果是脓点，可用消毒针头挑破，用消毒棉擦去脓液，再涂上抗生素油膏。还可用蒲公英25克，大黄15克，煅石膏30克，熬水，坐浴。

● 患外阴炎后应忌吃辛辣厚味等刺激性食物，宜吃清淡食物。

饮食调理方案

新妈妈要饮食清淡，忌生冷、辛辣、油腻、不易消化的食物。可吃一些鸡蛋、鸡肉、小米粥；莲藕和山楂可活血化瘀补虚，也非常适合恶露不尽的妈妈食用。

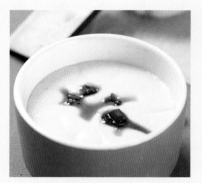

阿胶鸡蛋羹　⏱20分钟

原料：鸡蛋3个，阿胶30克，米酒、盐各适量。

做法：①鸡蛋打入碗里，用筷子均匀地打散。②阿胶打碎放在锅里浸泡，加入米酒和少许清水，用小火炖煮。③煮至阿胶化后，往里倒入打散的鸡蛋液，加盐调味，稍煮片刻即可。

功效 阿胶具有补血、止血的功效，对子宫出血具有辅助治疗作用。

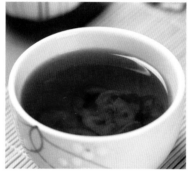

山楂红糖饮　⏱30分钟

原料：山楂6个，红糖适量。

做法：①取个大、肉多的新鲜山楂，洗净，切成薄片，晾干备用。②锅里加入适量清水，大火将山楂煮至烂熟，再加入红糖稍微煮一下，出锅后即可。

功效 每天食用2次，有散瘀血的功效，可以促进新妈妈尽快排尽恶露。

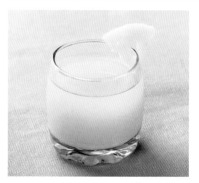

白糖藕汁　⏱10分钟

原料：藕100克，白糖20克。

做法：①藕洗净，去皮切块，放入料理机内，加入适量温水，榨取藕汁。②再将白糖兑入藕汁中，随时饮服即可。

功效 莲藕活血化瘀，可清除腹内积存的瘀血，适用于血热所致的产后恶露不尽。

子宫复旧不全/子宫脱垂

子宫复旧不全的症状

　　子宫复旧不全，顾名思义，就是子宫没有恢复到以前的状态。生完宝宝后，随着一系列的生理变化，妈妈的子宫将逐渐缩小，子宫腔内的胎盘剥离面也会随之缩小，再加上子宫内膜自身的再生，子宫通常会在产后5~6周时恢复到接近孕前的状态。如果在此期间，由于一些因素使子宫复旧的过程延长，就叫作子宫复旧不全。

　　产后子宫复旧不全可表现为：腰痛、下腹坠胀、血性恶露淋漓不尽，甚至大量出血；白带、黄带增多，子宫位置后倾；子宫稍大且软，或有轻度压痛。如果不及时治疗，还可能导致永久性子宫改变，如造成结缔组织增生、子宫增大等。

　　如果有上述子宫复旧不全的症状，应该马上去医院进行全面的检查，包括妇科检查、B超检查及其他化验检查。B超检查有助于查找子宫复旧不全的原因，如胎盘或胎膜残留、子宫肌瘤等；医院还会进行血尿常规的化验以了解有无感染存在。

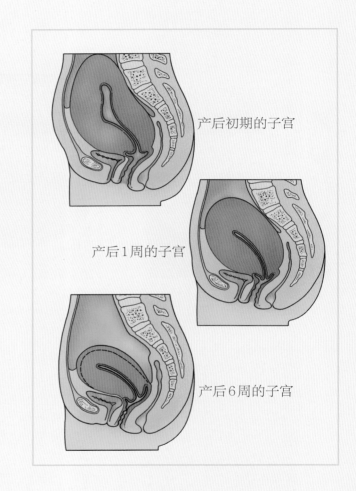

产后初期的子宫

产后1周的子宫

产后6周的子宫

"在我难受时请多抱抱我，你的鼓励让我能更从容地面对一切问题。"

防治子宫复旧不全

子宫复旧不全者要采取以下防治措施：

● 卧床休息时不要总仰卧，要经常变换体位，防止子宫后倾。

● 最好选择母乳喂养，宝宝的吸吮可以反射性地促进子宫收缩复旧。

● 服用子宫收缩药物，如益母草冲剂、生化汤等，促进子宫收缩，利于恶露排出。

● 肌肉注射催产素或麦角新碱，同样可以促进子宫的收缩。

● 子宫后位者，可以做新妈妈保健操，尤其是胸膝卧位运动（跪于床上，大腿与床面垂直，身体俯向床面），以矫正子宫后倾，每日2次，每次10~15分钟。

如果是胎盘滞留者，子宫复旧肯定不好，应当采取手术刮宫，以清除宫内滞留物，促进愈合。

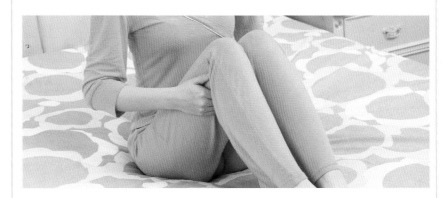

小动作避免子宫脱垂

子宫从正常位置，沿阴道下降到骨盆之下，甚至脱出阴道口外，称为子宫脱垂。产后如发生子宫脱垂，就会感到下腹、外阴及阴道有向下坠胀感，并伴有腰酸背痛。若久立、活动量大时，这种感受更加明显，严重者将影响活动。子宫脱垂与孕期、分娩和产后休养有着密切的关系。

产后生殖器官恢复正常需42天，在此期间应充分休息，避免手提重物以及长时间下蹲等活动。卧床休息时，不要总仰卧，要经常变换休息姿势。

产后半个月，加强盆底肌和提肛肌的收缩运动，可以帮助避免子宫脱垂。下面介绍两种简单有效的动作。

臀部抬高运动： 俯卧床上，两脚跪起，紧贴臀部，两手臂平放在身体两侧，然后用腰部力量将臀部抬高与放下。每天2次，每次20下左右，并逐步增加次数。

缩肛运动： 用盆底肌肉收缩法将肛门向上收缩，就如同大便完了收缩肛门一样。每天做数次，每次收缩10~20下。

除此之外，还可以采取食疗的办法，如喝何首乌鸡汤：取雄乌鸡1只除去内脏，何首乌25克，用布包好放入鸡腹内，加水将鸡炖至烂熟，取出何首乌，吃鸡肉喝汤，分2天吃完。

产后尿失禁／排尿困难

尿失禁的诱因

一些新妈妈产后可能会出现尿失禁。每次咳嗽、大笑的时候，都会有尿液漏出来或者每天排尿8次以上，但总感觉排尿不净。尿失禁是由于怀孕、生产的过程损伤了膀胱周围的支撑组织，使各器官相对松弛导致的，很多新妈妈都会有尿失禁的情况发生。为了避免尴尬的尿失禁，新妈妈可以从以下3点做起：

进行饮食调理。多吃新鲜蔬菜、水果，以改善便秘，减轻腹压对盆底肌肉的压力。

进行憋尿练习。先解一点点小便，然后憋住，如此反复地练习解尿、憋尿，既可学习控制骨盆底肌肉的收缩，还可使骨盆底肌肉加强，增加阴道力量，预防、减少尿失禁的发生。此训练要在轻松、自然且没有压力的环境下练习。全身放松，且两腿稍微张开，是最佳的练习姿势。每次解尿憋尿动作之后，最好休息10秒钟再重复练习。

采取一些紧急措施。产后尿失禁现象虽是轻微、短暂的，但发生时难免令人尴尬。为了避免尿失禁现象发生时不知所措，有此困扰的新妈妈最好常备卫生护垫或卫生巾，情况严重者还可使用成人纸尿裤应急。

当然，这些只是紧急措施，不能从根本上解决尿失禁的问题，想恢复正常生活的新妈妈还是应多加锻炼，或寻求医生的帮助。另外，想要远离产后尿失禁，产后就不要久蹲、久站、坐矮凳，以免加大对盆底肌肉的压力；会阴部有伤口时，应少吃姜、醋等辛辣刺激性食物，避免伤口愈合不良而影响盆底肌肉。

喊话老公

"不要因为工作繁忙或太辛苦而忽视了我的感受，你的关心会增加我勇敢面对产后问题的信心。"

造成排尿困难的元凶

新妈妈在产后的第一次尿液排不出来，被称为排尿困难。一般来说，新妈妈在顺产后4~6小时内就可以自己小便了，但是如果在分娩6~8小时后甚至在月子中，仍然不能正常地将尿液排出，就可能已经患上尿潴留了。

造成排尿困难的原因，可能是产程太长，胎头压迫膀胱而使膀胱内膜水肿、充血，暂时失去收缩力；或者因为会阴伤口疼痛，引起尿道括约肌反射性痉挛。

排尿困难是产褥期常见的不适病症，会给新妈妈带来生理和心理上的诸多困扰，需要及时治疗。

解决排尿困难的妙招

倘若新妈妈发觉自己有排尿困难的现象，就要及时寻求医生的帮助，千万不可听之任之。专家建议，在家里多喝水，并采用简易的辅助方法就可以起到缓解排尿困难的作用。

听流水声。用水杯或者水壶倒水，让哗哗的流水声刺激排尿中枢，诱导排尿。

局部热敷法。将500克食盐炒热，用布包好，热敷小腹部，冷却后炒热再敷，或者热水袋装上热水，水温控制在50℃左右，进行热敷，这两种方法都可以促进膀胱肌肉的收缩，有利于排尿。

加压按摩。排尿时在小腹部按摩，并逐渐加压，可促进排尿。

呼吸调息法。吸两次气，呼一次气，反复进行，直到排尿为止。

若经过上述 4 种方法仍不能及时排出尿液，或者仅能解出部分尿液，而下腹部膀胱处还是疼痛难忍，就应立即就医。

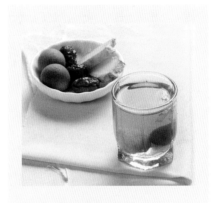

tips | 一定重点看

小对策破除产后难言之隐

轻度的尿失禁采用保守治疗法，就能取得良好的治疗效果。特别是盆底肌肉的运动锻炼，使松弛的肌肉通过运动来增加其张力，可协助恢复功能。严重的话，则应及早去医院治疗。

饮食调理方面，桂圆枣仁饮对尿失禁有一定治疗功效。取桂圆肉15克，枣仁12克，黄芪10克，用水煎好后当茶喝。桂圆益心脾、补气血，枣仁养肝、宁心，配以黄芪可补脾固肾，能起到养血安神、益肾缩尿的功效。

产后便秘 / 痔疮

便秘可能从孕期就开始

新妈妈产后饮食如常，但大便就是好几天解不出来，或排便时干燥疼痛，难以解出被称为产后便秘，或称产后大便困难，这是最常见的产后病之一。被便秘缠上的新妈妈可真是有口难言，肠道肿胀、运动迟缓、排便异常……她们的肠道正在"消极怠工"。

其实早在怀孕期间，妈妈就可能被便秘缠上，但大多数与激素有关。而坐月子期间，新妈妈也很容易发生便秘，这与生活习惯有密切关系。

遭受着便秘困扰和折磨的新妈妈，大多是因为产后肉吃得多，蔬菜吃得少，饮食缺乏膳食纤维及水分；也有的新妈妈产后很少下床活动，长时间卧床休息，甚至根本就不活动，使胃肠功能恢复不全，肠道蠕动速度缓慢；还有的是由新妈妈心理焦虑紧张，经常上火引起的。

恼人的产后便秘危害大

对于爱美的新妈妈来说，患上产后便秘是很可怕的，因为它会影响容貌，给新妈妈的身体带来毒素，还会伴有痤疮等病症的出现。便秘发生时，一些毒素还会使得大肠肿胀，于是，新妈妈下半身血液循环减慢，影响整体形态的美观。甚至还有可能会出现体臭的情况，有时候只是局部体臭，而口臭就是其中的一种。因此，采取积极的措施缓解产后便秘刻不容缓。

喊话老公
> **"给我买泻药并不是好的解决办法，督促我每天喝足1000毫升的水就好。"**

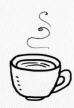

可能伴有产后痔疮

分娩时因过于用力或会阴撕裂，加重静脉回流障碍，很可能会引发痔疮。加上伤口和便秘，排便困难成了新妈妈们产后最大的"敌人"。因此预防产后痔疮非常必要，可以从以下几点着手：

勤喝水、早活动。产后应注意不要久坐久立，既要卧床休息，又要保持一定的活动，可以做一做产后康复操。另外提肛运动可有效预防痔疮，最好每天做40次。

适当增食果蔬和粗粮。产后大多数妈妈都会产生排便困难，加上坐月子吃了大量含蛋白质、脂肪较多的精细食物，情况会更加严重。而水果、蔬菜、粗粮中含有大量的膳食纤维，可以缓解症状，减轻妈妈产后便秘的痛苦，尤其是一些增加胃肠蠕动的食物，如蜂蜜、牛奶、香蕉等。

如果新妈妈已经患了痔疮，则一定要尽快治疗，否则不光会影响身体健康，还会影响乳汁质量。

多喝水，吃高膳食纤维食物。新妈妈在饮食上要注意。要多喝水，食物不能过于精细，经常吃些高膳食纤维的食物，如各种根茎类蔬菜、水果及全麦或糙米食物等，多吃这些食物能缓解便秘。还要避开刺激性的食物，如辣椒、蒜、葱、酒、胡椒等，更不能暴饮暴食，这些容易引起肠道功能紊乱，不利于痔疮的好转。

运动促使局部血液循环。适当的运动能帮助胃肠蠕动，促进排便，如提肛运动可以锻炼肛提肌，还可以连续有节奏地做"下蹲—站立—下蹲"的动作，每次只要做一两分钟，就能促使局部血液循环，有利于肛门保健。另外不要穿太紧的内裤，要保持清洁，勤换内裤勤洗澡。

养成定时排便的习惯。如果想要大便千万别忍着，一定要及时排便。如果便秘严重，不妨服用泻药，这对哺乳是没有影响的，但是开塞露不能常用。

腹部按摩预防痔疮。仰卧，按摩腹部，以肚脐为中心，逆时针环旋，缓慢按摩5分钟，再用手掌从下腹向上边震颤边推动，缓慢地推移至肚脐为止。

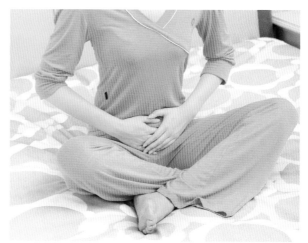

便秘时
不可喝通便茶

如果便秘严重，经常2~3天都不能排便，应及时和医生沟通，听从医生的指导服用通便的药物，不可随意喝通便茶。特别是哺乳妈妈，因为这些通便的药可能会进入乳汁，影响宝宝的正常发育。

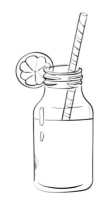

缓解便秘的方法

新妈妈要根据各自的情况从饮食、运动、精神三方面对抗产后便秘。

● 打败便秘的有力武器是膳食纤维，大量摄入新鲜水果、蔬菜、全谷类食物，可促进排便顺畅，如香蕉、苹果、白菜、萝卜、番茄、糙米、玉米、芝麻等。

● 新妈妈不宜吃辛辣刺激性的食物，在做饭时，不要使用过多热性调料，如花椒、大料、胡椒粉等。

● 水、果汁、蔬菜汁不仅能促进肠道运动，还能软化大便，使新妈妈在排便时不会感到那么痛苦。

● 吃些含脂肪酸较多的坚果和植物种子作为零食，如核桃、腰果、葵花子等，也可缓解便秘。

● 平时多活动可增强胃肠蠕动，提醒新妈妈月子期间不要长时间坐着，每隔1个小时，进行适当活动。晚饭后，新妈妈可以散散步，也可以在床上做产后操，进行缩肛运动，锻炼骨盆底部肌肉。缩肛运动就是做忍大便的动作，将肛门向上提，然后放松。早晚各做一次，每次5~8分钟，可预防产后便秘。

● 不良情绪会使胃酸分泌量下降，使肠胃蠕动减慢，造成便秘。因此新妈妈要睡眠充足，保持心情舒畅，避免不良的精神刺激，保持每日定时排便的习惯，以便形成条件反射。

🍽 饮食调理方案

新妈妈遭遇产后便秘时，饮食要合理搭配，荤素结合，要多喝汤、多饮水，多吃一些含膳食纤维的食物，如新鲜水果、蔬菜、谷物和坚果等。

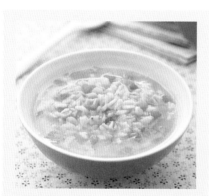

芹菜燕麦粥　　⏱30分钟

原料： 虾皮20克，芹菜50克，燕麦50克，盐适量。

做法： ①芹菜洗净，切丁；燕麦洗净，浸泡。②锅内放入燕麦和适量水，大火烧沸后改小火，放入虾皮。③待粥煮熟时，放入芹菜丁，略煮片刻后加盐调味即可。

功效 芹菜含有丰富的膳食纤维，有利于预防和治疗产后便秘。

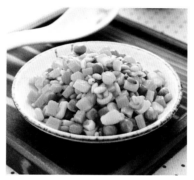

松仁玉米　　⏱20分钟

原料： 鲜玉米粒150克，豌豆50克，胡萝卜1根，松仁5克，盐、植物油各适量。

做法： ①鲜玉米粒洗净；豌豆洗净；胡萝卜洗净，切丁。②油锅烧热，下松仁翻炒片刻，取出待冷却。③加玉米粒、豌豆、胡萝卜丁翻炒，出锅前加盐调味，撒上熟松仁即可。

功效 玉米可刺激肠蠕动、防治便秘，与松仁同炒，非常适合排便困难的新妈妈食用。

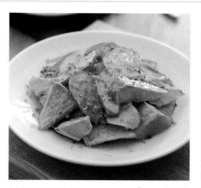

蜂蜜红薯角　　⏱30分钟

原料： 红薯1个，蜂蜜、干桂花、黄油各适量。

做法： ①红薯去皮，用滚刀法切成不规则的粗条，和加热熔化的黄油拌匀，放入烤盘。②烤箱预热至200℃，放入红薯条烤20分钟至红薯条略微焦黄，取出晾凉。③在薯角上淋上蜂蜜，撒上干桂花即可。

功效 红薯富含膳食纤维，可促进胃肠蠕动，润肠通便，防治便秘。

腰酸背痛、脚后跟疼

产后最易遭受各种痛

其实腰背疼和脚后跟疼是产后新妈妈非常容易患上的两种月子病，甚至常常相伴出现。如果在月子里没能调理好，那么就抓紧时间在百日内进行补救吧。

偏头痛。新妈妈分娩时大量失血，气血不足，血不养脑；或者在月子里没有注意，休息不好，身体感染风寒，使得寒邪侵入头部；又或者生产后恶露不下，瘀血上冲，导致脑络受阻，血行不畅。这三种情况都会引起产后偏头痛。发现后需要及时治疗，越早越好，产后100天内是最好的机会。

颈背酸痛。一些新妈妈因给宝宝喂奶姿势不当，常常感到颈背酸痛。而且随着喂奶时间的延长，症状越来越明显，这就是哺乳性颈背酸痛症。

手腕疼痛。新妈妈产后抱宝宝的姿势不对，或做家务使手腕过于疲劳，或者过度使用电脑、手机，就会造成手腕疼痛。如果出现这种疼痛，就必须改变一下自己的用手习惯。

脚后跟疼。产后脚后跟疼是因为新妈妈患了足跟痛，此病又称为跟痛症，是足跟部周围疼痛性疾病的总称。表现为足跟一侧或两侧疼痛，不红不肿，行走不便。

---

tips | **一定重点看**

受寒易引起疼痛

一般肾气虚弱在月子里能调理好，但是寒气入侵就不一定了。新妈妈生产后身体极度虚弱，寒气非常容易侵入体内，一旦有寒气进入，再驱寒就要花费一番力气了。已经开始疼痛的，一定要防止感冒，注意睡眠休息，不要用冷水，不能劳累，更要注意保持心情愉快，消除烦恼忧伤。

喊话老公

"你小小的贴心举动，会在我心里泛起阵阵感动，让我有勇气去面对接下来的生活。"

缓解产后各种疼痛的方法

偏头痛

注意头部的保暖，夏天避免电扇直接吹头部。同时，还可进行自我按摩，以改善头部血液循环。当然饮食上的调养也很必要，尽量避开生冷、辛辣刺激的食物。偏头痛的妈妈应经常吃些含镁比较丰富的食物，如核桃、花生、大豆、橘子、杏仁、杂粮和各种绿叶蔬菜等，这对缓解偏头痛症状有一定作用。

颈背酸痛

在坐月子的时候，婆婆和妈妈常常会这样叮嘱新妈妈："别老坐着，以后腰疼可有的你苦头吃了。"确实如此，新妈妈在月子里如果时常坐着，或者哺乳、给宝宝换尿布时常常弯腰，真有可能会落下腰疼的月子病。

要改善颈背酸痛，新妈妈们首先要纠正自己的不良姿势和习惯。避免长时间低头哺乳，在给宝宝喂奶的过程中，可以间断性地做头往后仰、颈向左右转动的动作；夜间不要习惯于单侧睡觉和哺乳，以减少颈背肌肉、韧带的紧张与疲劳；平时注意适当的锻炼或活动。

手腕疼痛

正确抱宝宝。新妈妈要减少每天抱宝宝的次数和时间，或者经常变换抱宝宝的姿势。尽量不要单手抱，不要过分依赖自己的手腕力量，让宝宝靠近自己的身体，达到借力的目的。

让自己的手腕多休息。新妈妈要少做家务，或做家务时减少长时间使用手腕力量的动作。哪怕事情做得慢一些，也要做一段时间休息一下，避免大拇指、手腕过度劳累。手机和电脑必须少玩，这些都不利于手腕酸疼的恢复。

热敷。可以用热毛巾敷手腕，以增强血液循环，缓解疼痛。如果调整了一段时间之后，手腕仍然不舒服，就应及时咨询医生，看是否是肌腱炎，如果是就需要在医生的指导下进行治疗。

脚后跟痛

注意多休息；选择厚底鞋，鞋底不能软，最好后跟部有一定弧度以适应足跟的弧形；足跟部应用软垫，如硅胶制成的跟痛垫；可以进行足跟按摩，或者进行功能锻炼。

最起码在半年内不要穿高跟鞋了，也不要老是躺在床上，要有适当的运动。运动能促进气血循环，有助于缓解关节疼痛。还可以结合中医治疗，比如穴位按摩、针灸等，这些方法的疗效也很明显。另外，红外线局部照射也有一定的效果。

产后脱发

Alopecia

大把掉头发，产后常见现象

大概有超过三分之一的新妈妈在坐月子时会有不同程度的脱发现象。这是因为怀孕以后，体内雌激素增多，使得头发的寿命延长了，而到分娩以后，体内雌激素恢复正常，那些"超期服役"的头发就开始脱落。

产后脱发是一种暂时的生理现象，旧发脱落之后，新发就会长出，脱发也就不治自愈，不必有思想负担。为减少脱发，哺乳期应当心情舒畅，保持乐观情绪；注意合理饮食，多吃富含蛋白质的食物，多吃新鲜蔬菜、水果及海产品、豆类、蛋类；经常用木梳梳头，或有节奏地按摩头皮；经常洗头，以刺激头皮，促进头部的血液循环。

产后脱发严重者，可在医生指导下适当服一些补血的药物，如何首乌、覆盆子，以及从食物中摄取谷维素、B族维生素、钙等。

防治产后脱发小妙招

补充蛋白，滋养头发。蛋白质是头发最重要的营养来源。所以，新妈妈在饮食方面要多加注意，除均衡摄取各种营养外，还应该多补充一些富含蛋白质的食物，如牛奶、鸡蛋、鱼、瘦肉、核桃、葵花子、黑芝麻等。

用牛角梳梳头。牛角本身就是中药的一种，牛角制品也有一定的保健作用。牛角梳梳齿的尖端比较圆钝，梳头时不会损伤头皮引起头皮不适。不宜选用塑料及金属制品的梳子，这类梳子在秋冬干燥季节易引起静电，不易梳理且容易使头发干枯、断裂。

喊话老公　　　**"偶尔下班回家买束花作为小礼物，制造一点小浪漫、小惊喜，对我来说，是最好的关心。"**

保持好心情，
越焦虑掉得越多

产后，由于体内雌激素水平降低，新妈妈大多会掉头发，或是头发分叉，为了预防这些恼人的"毛事儿"，新妈妈要勤于保养头发，让心情跟头发一样，清清爽爽，绝不拖拖拉拉。

产后脱发是很多新妈妈都会遭遇的问题，除了分娩后身体激素的变化原因外，新妈妈的心情也是其中一个重要原因。

新妈妈在产前产后容易精神紧张，照顾宝宝的过程中，新妈妈又容易过度疲劳，还会担心宝宝出现各种各样的问题，心情不能放松，始终处于高压状态，导致植物性神经功能紊乱，头皮血液供应不畅，头发营养不良，从而造成脱发。所以，新妈妈应保持心情舒畅放松，不焦虑、不担心，这样不仅对头发有益，还能让新妈妈容光焕发，年轻靓丽。

多按摩头皮，有助改善产后脱发

新妈妈在洗头发的时候，要避免用力抓扯头发，应用指腹轻轻地按摩头皮，以促进头发的生长以及脑部的血液循环。

也可由家人给新妈妈做头皮按摩，方法是家人用双手从新妈妈眼眉上方的发际线处开始向头后沿直线按摩，直到后发际处。这可以促进头皮血液循环，保证新妈妈头发乌黑、秀丽。

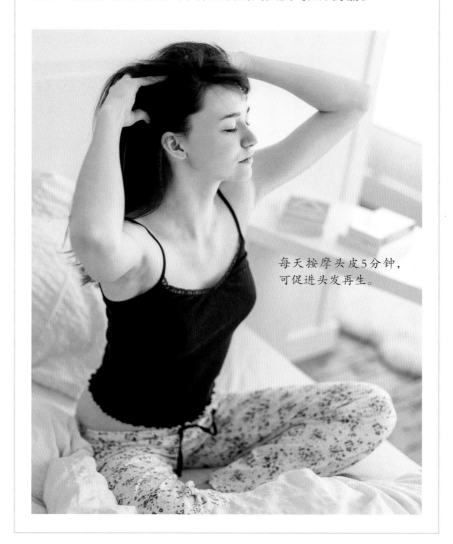

每天按摩头皮5分钟，可促进头发再生。

失眠

帮助新妈妈走出失眠困境

其实不只是哺乳和照顾宝宝会影响睡眠，新妈妈在产后会因为各种原因出现失眠问题。有些新妈妈为了免受失眠的困扰，会选择服用安眠药，这是绝对禁止的事情。因为大多数具有镇静、抗焦虑和催眠作用的药物都会影响乳汁质量。对于失眠的新妈妈，身为新爸爸和家人，并非无事可做，可以试试以下方法帮助新妈妈。

听她倾诉。如果新妈妈是由于反复思考工作上或生活中的一些问题而失眠（这很容易察觉，她总是走神发呆，一副心事重重的模样），那么主动和她沟通，听她说心中的焦虑，帮她解决问题。

为她准备热牛奶。睡前吃得太多或太少都会影响睡眠，促进睡眠的传统做法是喝热牛奶。所以，每天临睡前，为她递上一杯热牛奶吧，甚至可以在牛奶里泡一点葡萄干、一块饼干或一些燕麦片。

更换舒适的床上用品。对新妈妈来说，再多的枕头都不会嫌多，在任何需要的时候，她都可以用它们支撑身体。你也要确认床垫是否舒适，必要时更换床上用品。

保持室内空气新鲜。除了最冷或最热的天气（可以用风扇或空调调节气温），都应该打开窗户。要知道，室内长期不通风，会减少吸入的氧气，增加体内二氧化碳含量，这很容易导致新妈妈头痛。

不要设定闹钟。看到闹钟的指针不停地往前走，或是听到指针走动的声音，会让本来就容易焦虑的新妈妈很有压力。拿走它们，也不要和她说，你设定了几点的闹铃，这只会让她想着"一会儿它就要响了"，更加难以入睡。

喊话老公 **"让我微微靠在你的身上睡觉，我会感到踏实而更容易入睡。"**

🍽 饮食调理方案

新妈妈可以从饮食上进行调理，多吃一些具有养血安神作用的
食物，如小米、百合、小麦、牛奶等，避免饮用咖啡、茶这些会让人兴
奋的食物。

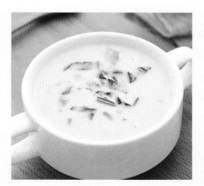

圆白菜牛奶羹　⏱20分钟

原料：圆白菜半棵，菠菜1棵，牛奶250毫升、面粉、黄油、盐各适量。

做法：①菠菜、圆白菜洗净，切碎，焯熟。②黄油入锅，待熔化后放面粉翻炒均匀，加牛奶、菠菜碎、圆白菜碎同煮。③当蔬菜煮烂之后加盐调味即可。

功效　对于产后体虚而导致神经衰弱的新妈妈来说，牛奶的安眠作用非常明显。

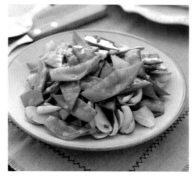

白果百合炒甜豆　⏱15分钟

原料：甜豆100克，百合1朵，白果10粒，盐、植物油各适量。

做法：①甜豆洗净，从中间斜切分两段；百合洗净，两头切刀，散成小片；白果洗净，去外壳和薄皮。②甜豆放入滚水中焯烫1分钟，捞出，放入凉水中浸泡片刻。③油锅烧热，倒入甜豆和白果翻炒，再放入百合片，至百合片变透明，加盐调味即可。

功效　百合具有清心安神的作用，能祛热除烦，其中所含的百合苷可辅助治疗失眠。

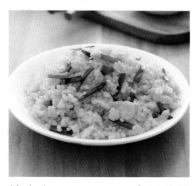

炒小米　⏱20分钟

原料：小米300克，韭菜200克，鸡蛋1个，盐、植物油各适量。

做法：①锅内放水烧开，小米煮熟，捞出沥干；韭菜洗净，切段；鸡蛋打散。②油锅烧热，倒入蛋液，稍凝固时用筷子划散；倒入韭菜，翻炒至八成熟。③另起油锅，放小米翻炒，放韭菜和鸡蛋，翻炒均匀，加盐调味即可。

功效　新妈妈在晚餐或临睡前食用小米，可调节睡眠，帮助恢复正常的睡眠节律。

产后健忘

Amnesia

激素和焦虑是罪魁祸首

给新妈妈说了一个冷笑话，好半天她才反应过来是什么意思。

明明手里拿着手机，新妈妈却满世界地找。

接到她的电话，说又忘记带钥匙出门。

……

如果以上几个方面，或其他类似的情况经常发生在新妈妈身上，那就说明她正式加入"一孕傻三年"的队伍了。"一孕傻三年"，其实是怀孕和产后的一种正常症状——健忘。对新妈妈来说，产后健忘就像是眼看着自己的理智散落一地，却收不回来一样。其实在生理学上，变"傻"并非智力下降、脑功能退化，更多体现在心理层面的变化所导致的理解力下降、注意力难集中、记忆力减退等，主要影响因素有以下几个方面：

体内激素变化的影响。新妈妈体内的雌激素水平在孕晚期会急剧下降，在生完孩子后达到最低水平。而雌激素除了在女性生育中起调节作用，同时也是一种为大脑输送信息的神经传递素。当体内雌激素水平下降的时候，大脑的记忆力也会自然下降。

生活重心转移带来焦虑。有了宝宝后，妈妈会将重心转到孩子身上，对孩子的注意力过分集中时，自然会忽略了周围的一些事情。尤其是职业女性，突然面对由事业向孩子的转型，一方面对本职工作因为投入精力的减少，势必会有出错情况；另一方面需要独自担当原本并不上手的家务，自然会显得笨拙和不习惯。

不用担心，虽然健忘会在很长的一段时间里困扰着新妈妈，但无论是新妈妈还是家人，都不需要太过忧虑，健忘充其量只会给你们造成一点小困扰，让你们烦恼上一阵而已。

喊话老公

"健忘使我的头脑变得一片空白，如果我把苹果说成了梨，不要嘲笑我。"

找回记忆力的小方法

如果新妈妈的大脑真的变成了一团糨糊，那么该怎样帮助她呢?

让她多睡一会儿。睡眠不足是导致产后健忘的重要原因之一。改善睡眠状态有助于缓解情绪、补充体力，对暂时的记忆力减退也有显著的效果。如果月子期的种种不适让新妈妈难以保证长时间的睡眠，不妨借助音乐、睡前温水泡脚、适当运动等辅助手段来提高她的睡眠质量。

帮她释放压力，充实生活。新妈妈很容易带着焦虑感度过产后生活，担心无法胜任妈妈角色是一种巨大压力。多与新妈妈交流沟通，告诉她不必苛求自己，只要尽到自己应有的努力和责任就好。与其让她花时间沉浸在负面情绪里，还不如行动起来，带她做些有意义的事情，比如出去散散心、一起做舒缓的运动、投入共同的兴趣爱好等。情绪上的放松会让她的大脑处于放松的状态，自然健忘也会减少很多。

给予关心和理解。作为家人，需要理解老婆的"犯傻"，当她情绪不稳定时，不要觉得她不可理喻或者和她对着干。而是多给予包容和关心，给予心理上的陪伴和支持，让她知道自己不是孤军奋战。

为她买个笔记本。提醒她把每天要做的事情做一个清单列表，做完了就打个勾，没做完的就可以提醒一下自己，并将要做的事随时记录下来。此外，你可以在家里做一些特殊标记，提醒她钥匙、钱包、手机等随身物件放在哪里。

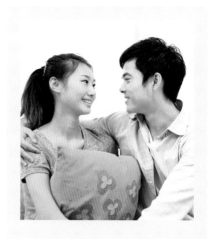

tips 一定重点看

新妈妈要减少
自我心理暗示

新妈妈所接收到的"心理暗示"也让她们自身相信"孕傻"这一观点。社会影响、流言传播、他人暗示都会使她们给自己设下"变傻"的预言，一些小小的改变也就被无限夸大，最后自证预言。调整好自己的心情，和老公、家人、朋友多沟通，减轻压力，不要胡思乱想，听一些曲调轻柔、节奏舒缓的音乐，都有助于改善产后健忘。

记忆力下降吃点什么

如果不想看到新妈妈每次和你说话时，总是要回忆15分钟才能想起来她刚刚说了什么、接着又要说什么，那么，现在就可以在她的日常饮食里，增加以下食物。

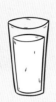

牛奶。牛奶富含蛋白质和钙。牛奶中的钙最易被人吸收，是脑代谢不可缺少的重要物质。此外，它还含对神经细胞十分有益的维生素B_1等营养物质。在用脑过度而失眠时，睡前一杯热牛奶有助入睡。

鸡蛋。大脑活动功能，记忆力强弱与大脑中乙酰胆碱含量密切相关。当蛋黄中的卵磷脂被酶分解后，能产生出丰富的乙酰胆碱，进入血液又会很快到达脑组织中，可增强记忆力。

小米。小米中含有丰富的维生素B_1和维生素B_2，其蛋白质中的氨基酸种类也较丰富，平时常吃点小米粥、小米饭，有益于脑的保健。

核桃。核桃含有丰富的不饱和脂肪酸、蛋白质、维生素等，可促进细胞的生长，延缓脑细胞的衰弱进程，提高思维能力。

花生。花生富含卵磷脂和脑磷脂，这是神经系统所需要的重要物质，能延缓脑功能衰退，经常吃花生可改善血液循环、增强记忆。

鱼类。鱼肉中含有丰富的蛋白质和脂肪酸，能提高大脑的工作效率。

蜂蜜。蜂蜜富含维生素、矿物质、蛋白质、酶类等，经常服用能使人精神焕发，提高记忆力。

香蕉。大脑神经细胞的维生素B_6含量颇多，人体有了压力就会消耗维生素B_6来缓解，香蕉含有的维生素B_6，可振奋精神。此外，香蕉富含镁，镁能帮助维护大脑记忆的主要物质——核糖核酸进入脑细胞。

🍽 饮食调理方案

平衡膳食，全面摄取谷物类、坚果类、鱼类及绿色蔬菜等食物，为身体提供充足的卵磷脂、B族维生素、DHA、矿物质等，有助于活跃脑细胞，缓解产后健忘。

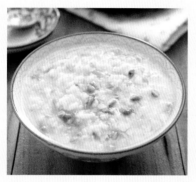

五仁大米粥　⏱30分钟

原料： 大米30克，芝麻、核桃碎、甜杏仁碎、花生碎、葵花子各适量。

做法： 大米煮成稀粥，加入芝麻、核桃碎、甜杏仁碎、花生碎、葵花子即可。

功效 果仁内含丰富的不饱和脂肪酸、蛋白质、维生素等成分，可补充大脑营养、增强记忆。

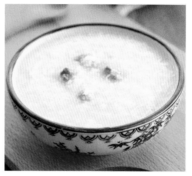

牛肉鸡蛋粥　⏱60分钟

原料： 牛里脊肉20克，鸡蛋1个，大米150克，葱花、料酒、盐各适量。

做法： ①牛里脊肉洗净，切丁，用料酒、盐腌制20分钟；鸡蛋打散；大米洗净，浸泡30分钟。②将大米放入锅中，加清水，大火煮沸成粥，放入牛里脊肉，同煮至熟，淋入鸡蛋液稍煮，撒上葱花搅匀即可。

功效 鸡蛋中富含蛋白质、维生素等营养成分，是健脑的佳品。

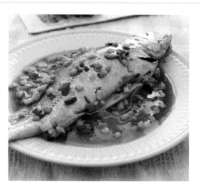

干烧黄花鱼　⏱30分钟

原料： 黄花鱼200克，香菇4朵，五花肉50克，姜片、葱段、蒜片、酱油、白糖、盐、植物油各适量。

做法： ①黄花鱼去鳞及内脏，洗净；香菇、五花肉洗净，切丁。②油锅烧热，放入黄花鱼，双面煎至微黄。③另起油锅，放入肉丁和姜片，小火煸炒，放入所有食材和调料，加水烧开，转小火，15分钟后，加盐调味即可。

功效 黄花鱼中富含蛋白质和不饱和脂肪酸，有增强记忆的功效。

特殊妈妈
的产后护理

高血压妈妈

饮食清淡

月子里，家人给高血压妈妈做饭菜都会犯愁，因为放盐会导致新妈妈血压升高，不放盐，没有味道，新妈妈不爱吃。其实，完全可以采用一些措施，既可以减少盐的摄入量，又能保证食物美味。

建议食用低钠盐。低钠盐就是钠含量较低的食用盐，虽然低钠盐中钠含量比普通盐少，但咸度却和普通盐差不多，所以烹调时用低钠盐，用盐量不会减少，摄入的钠却能减少。低钠盐中钾和镁的含量较高，有助于降血压，适合高血压妈妈。

减少"隐形盐"。除食用盐外，像酱油、黄豆酱等也含有较多的盐。一般情况下，20毫升酱油中含有3克盐，这些盐也应该计算在每天6克盐的限量内。除此之外，一些咸菜、榨菜等咸味食品也含有大量的盐。所以，产后新妈妈要注意减少日常生活中隐形盐的摄入。

采用低盐又美味的烹调法。烹饪时，不要先放盐，出锅前将盐撒在食物上，这样盐附着在食物的表面，能感觉到明显的咸味，又不至于过量；刚开始低盐饮食时，如果觉得口味太淡，可在饮食中用醋、柠檬汁、番茄汁等调味，既可以减盐，又可以让味道更好。

缓慢起床，避免血压波动大

早晨起床，新妈妈起床不要过急。可先在床上仰卧，活动一下四肢和头颈部，使肢体肌肉和血管平滑肌恢复适当张力，以适应起床时的体位变化，避免引起头晕。然后慢慢坐起，稍活动几次上肢，再下床活动，这样血压就不会有大波动。

喊话老公

"如果你能多点陪伴、多点鼓励、多点关心，我的起居饮食，不仅能帮助我调整和适应新身份，也一定能增进我们的夫妻感情。"

⦿ 产后饮食方案

高血压妈妈的饮食宜清淡，控制每日每餐的食盐量是关键，建议使用专用盐勺并长期坚持，将口味慢慢变淡。1勺盐大概是2克，每人每天6克，3勺即可。

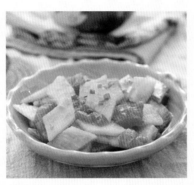

番茄炒山药　🕐20分钟

原料：番茄100克，山药150克，盐、葱花、姜末、植物油各适量。

做法：①番茄洗净，去皮切片；山药去皮，洗净，切片。②油锅小火加热，加入葱花、姜末煸出香味，放入番茄片、山药片，翻炒至熟后加盐调味即可。

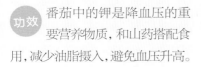
功效　番茄中的钾是降血压的重要营养物质，和山药搭配食用，减少油脂摄入，避免血压升高。

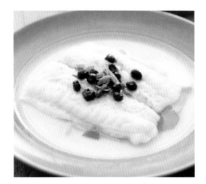

蒸龙利鱼柳　🕐40分钟

原料：龙利鱼1块，豆豉、料酒、葱花、姜丝、植物油各适量。

做法：①龙利鱼提前解冻，用料酒、葱花、姜丝腌制15分钟。②入蒸锅，大火蒸6分钟。③油锅烧热，爆香葱花，加入豆豉翻炒，淋在蒸好的龙利鱼上即可。

功效　鱼肉脂肪含量低，蒸的烹调方式更可避免油腻，是新妈妈防治高血压的理想食品。

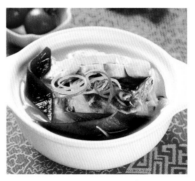

海带豆腐汤　🕐20分钟

原料：豆腐100克，海带50克，盐适量。

做法：①豆腐洗净，切块；海带洗净，切条。②锅中加清水，放入海带条并用大火煮沸，煮沸后改用中火将海带煮软。③放入豆腐块，加盐调味，把豆腐煮熟即可。

功效　豆腐味美养生且不含胆固醇，与海带同煮，是非常适合高血压新妈妈食用的佳肴。

糖尿病妈妈

Diabetes

食物血糖生成指数要关注

食物血糖生成指数（GI，Glycemix Index）就是指一种食物能够引起人体血糖升高多少的能力，因此，利用食物血糖生成指数合理安排好新妈妈的膳食，对于调节和控制人体血糖有很大好处。一般来说，只要将一半的食物从高血糖生成指数食物替换成低血糖生成指数食物，就能在改善血糖问题这方面获得显著的效果。

血糖生成指数在55以下时，该食物为低GI食物，如酸奶、番茄、黄瓜、苹果、樱桃、猕猴桃等。血糖生成指数在55~75时，该食物为中等GI食物，如香蕉、葡萄、南瓜、玉米、山药等。血糖生成指数在75以上时，该食物为高GI食物，如荔枝、西瓜、红薯、土豆、巧克力等。

食物的生熟程度也会影响血糖指数。一般来说，成熟水果或蔬菜中糖的含量会高于没有成熟的水果或蔬菜，因此，生食物的血糖指数要比熟食物低。能焯一下就吃的蔬菜不要长时间煮，能生吃的不要熟吃。另外，挑选水果时，最好不要选择那些熟透甚至有酒精发酵味的。

每天补充2000毫升水

哺乳妈妈每天对于水的需求量要多于普通人，总量在3800毫升左右，除去饮食中含有的部分水外，还应补充2000毫升左右的水，可选择白开水或者牛奶、豆浆等，不宜饮用含糖饮料。另外，在摄入蛋白质食物较多、大量出汗等情况下，都应适当多喝水。

需要特别注意的是，一些糖尿病妈妈由于经历了分娩，产后身体虚弱，如果出汗过多，很容易发生严重脱水，所以一定要格外注意补水。

保证高质量睡眠

健康的生活方式不仅包括规律的饮食和积极的运动，还应注意一天的睡眠时间。新妈妈就寝时间不要太迟，最好在晚上22点之前，第二天早晨在6~8点起床。如果因为夜晚要哺乳，难以保证睡眠时间和质量，第二天白天一定要补觉。不过，最好确保在早晨8点之前起来进食早餐，这样才能使血糖不受睡眠影响。

喊话老公 **"你需要承担起做饭工作，这件事做起来比听起来更有男子气概！"**

产后饮食方案

饮食方面要注意清淡，尽量少吃高糖、高脂的食物，主要以控制血糖为主，主食尽量粗细搭配，少吃肉，以蔬菜水果为主。

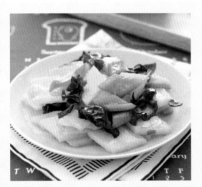

黑木耳炒山药 ⏱30分钟

原料： 山药200克，黑木耳5克，青椒、红椒、葱花、蒜蓉、蚝油、盐、植物油各适量。

做法： ①山药去皮洗净，切片，开水烫一下备用；青椒、红椒洗净，切片；黑木耳用温水泡发，洗净。②油锅烧热，加葱花、蒜蓉煸炒几下，加山药片、青椒片、红椒片翻炒。③加入黑木耳继续翻炒，加蚝油、盐调味即可。

功效 山药营养丰富，可以帮助降低血糖，与黑木耳同炒，很适合糖尿病妈妈食用。

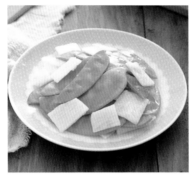

山药炒扁豆 ⏱20分钟

原料： 山药200克，扁豆200克，姜片、盐、植物油各适量。

做法： ①山药去皮，洗净切片；扁豆洗净。②油锅烧热，放入姜片炒香，加山药片、扁豆同炒，出锅前加盐调味即可。

功效 扁豆和山药中富含的膳食纤维可降糖、降脂，有助防治糖尿病。

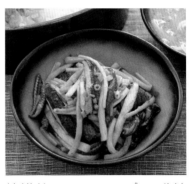

炒鳝丝 ⏱20分钟

原料： 鳝鱼200克，韭黄60克，料酒、黄豆酱、葱花、姜片、酱油、醋、盐、植物油各适量。

做法： ①鳝鱼处理干净，洗净，切丝；韭黄洗净，切段。②油锅烧热，倒入鳝鱼丝翻炒至起皱，倒入料酒、黄豆酱翻炒出香味，加入葱花、姜片、韭黄，调入酱油、醋、盐炒匀即可。

功效 鳝鱼中含有的鳝鱼素具有调节血糖的作用，鳝鱼也被视为防治糖尿病的天然良药。

血脂异常妈妈

多吃白肉，少吃红肉

血脂异常的妈妈在选择肉的时候，尽量选脂肪少的瘦肉，夹有脂肪的肉如五花肉等都不宜选择。另外，最好远离腊肉、香肠、咸肉等，吃鸡肉时最好把皮撕了。

鱼肉中不饱和脂肪酸高达70%~80%，是降低血脂的重要物质。而不饱和脂肪酸中的 ω-3脂肪酸是人体自身所不能合成的，必须通过食物才能获得，属于必需脂肪酸。这种必需脂肪酸具有降低血液中胆固醇含量的作用，人体一旦缺失，就会很容易出现血脂异常。

ω-3脂肪酸的食物来源较少，像我们平常常吃的谷类及蔬菜等，几乎都不含这种脂肪酸，而海鱼中 ω-3脂肪酸的含量却很丰富，如带鱼、黄鱼、鳕鱼等。因此建议每周吃3次海鱼来保证身体所需的 ω-3脂肪酸的量。

低脂烹饪方法

血脂异常的新妈妈，如果选择吃红肉，在烹饪时，可以运用一下减少肉类脂肪的技巧。

● 在烹饪前去掉肥肉和皮等油脂多的部位。

● 五花肉等油脂多的肉类，可以放在筛子上，用热水淋一下去除多余的油脂。

● 油脂多的肉类可以用热水焯烫一下，然后放凉，水面会出现一层白色的固状油，去除后再烹饪。

● 将肉片切成薄片，可以增加表面积，烹饪过程中，油脂更容易被去除，进而减少油脂的摄入。

烹调油包括植物油和动物油，而植物油中不饱和脂肪酸含量居多，有助于防止动脉硬化，预防血脂异常。由于不同的油脂肪酸构成不同，营养特点也不同，因此，应该经常更换烹调油的种类，食用多种植物油。

喊话老公

> **"如果你能为我提供营养替代方案，比强迫我改变饮食习惯，更易接受。"**

产后饮食方案

血脂异常妈妈的口味宜以清淡为主，饮食多样化，主食要粗细粮搭配，动物性食品中，尽量选择鱼类、脱脂或低脂牛奶、瘦肉，每天吃鸡蛋不超过1个。

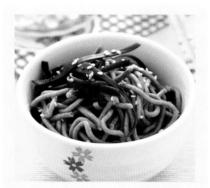

荞麦凉面 ⏱20分钟

原料： 荞麦面100克，醋、盐、白糖、海带丝、熟白芝麻各适量。

做法： ①荞麦面和海带丝煮熟，捞出，用凉开水冲凉，加醋、盐、白糖搅拌均匀。②拌匀后撒上熟白芝麻即可。

功效 荞麦中含有烟酸和芳香苷成分，有降低新妈妈血脂的作用。

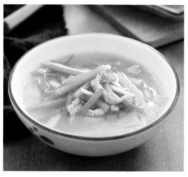

芹菜竹笋汤 ⏱30分钟

原料： 芹菜100克，竹笋、肉丝、盐、干淀粉、高汤、料酒各适量。

做法： ①芹菜洗净，切段；竹笋洗净，切丝；肉丝用盐、干淀粉腌5分钟。②高汤倒入锅中煮开后，放入芹菜、笋丝，加适量清水煮至芹菜软化，再加入肉丝。③待汤煮沸加入料酒，肉熟透后加盐调味即可。

功效 芹菜含有丰富的营养物质，不仅可以降血脂，还有降血压、平衡血糖的作用。

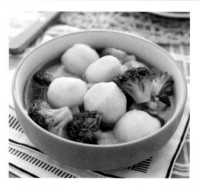

时蔬鱼丸 ⏱50分钟

原料： 洋葱、胡萝卜、鱼丸、西蓝花各30克，盐、白糖、酱油、植物油各适量。

做法： ①洋葱、胡萝卜去皮，洗净，切丁；西蓝花洗净、掰小块。②油锅烧热，倒入洋葱丁、胡萝卜丁，翻炒至熟，加水烧沸，放入鱼丸、西蓝花，熟后加盐、白糖、酱油调味即可。

功效 胡萝卜和西蓝花含有丰富的维生素C和胡萝卜素，维生素C有促进血液循环作用。

素食妈妈

素食妈妈可能缺乏的营养

如果是蛋奶仍然摄入的新妈妈，那么营养元素是可以被替代满足的。但也有部分严格素食主义妈妈，在哺乳期不仅不吃肉食，蛋奶也不摄入，这时就需要额外摄入维生素B_{12}。此类维生素只能从肉类、蛋类食物中摄取，对宝宝的生长发育非常重要。具体如何添加，可以去医院咨询专门的营养门诊。

不能接受鱼的腥味而长期不吃鱼的妈妈，可能会缺乏蛋白质、脂肪、矿物质及维生素D、维生素A，这类妈妈需要补充DHA含量大于80%的鱼油。坚果中脂类含量丰富，可以作为优质脂肪的一种营养补充剂，不爱吃鱼的素食妈妈也可以用坚果作为加餐。"奶素食妈妈"和"奶蛋素食妈妈"会食用乳制品和蛋类，而摄取的奶制品、豆制品和鸡蛋等，可预防营养素的缺乏。

吃素可以，但营养不能缺

建议严格素食的新妈妈在哺乳期间寻求哺乳营养专家的意见，并应特别注意获取以下营养成分：

● 维生素B_{12}。维生素B_{12}是周围神经功能发挥作用所必须的，可通过服用维生素B_{12}增补剂或是食用富含维生素B_{12}的食物来避免维生素B_{12}缺失。

● 锌。锌对于健康的肌肤和免疫系统来说是必需的，可以通过服用以下食物避免缺锌：谷物、豆腐、坚果等。

● 维生素B_2。也被称为核黄素，对于保持细胞膜的健康状态是必需的。如果缺失，皮肤会不健康，人也会感到疲劳。在加强的全谷制品、牛油果以及坚果中，均含有少量的维生素B_2。

● 脂肪。脂肪是母乳中最重要的营养成分之一，对宝宝大脑发育起着重要的作用。可通过服用DHA胶囊或食用亚麻籽油、大豆油和菜籽油来补充养分。

喊话老公

"*我真是因为不喜欢肉的味道而不吃肉，请不要抱怨我是'为了身材和体重'，也不要勉强我。*"

🍽 饮食调理方案

　　素食妈妈制造乳汁的能力并不受影响，但我们对哺乳期间吃素持保留态度。对于"吃素"这类特殊情况，妈妈需要特别的养分，以确保自身健康和宝宝茁壮成长。

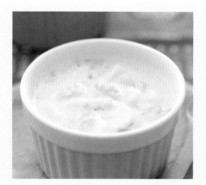

山药牛奶燕麦粥　⏱30分钟

原料： 牛奶500毫升，燕麦片、山药各50克，白糖适量。

做法： ①山药去皮，洗净切块。②将牛奶倒入锅中，放入山药块、燕麦片，用小火煮，边煮边搅拌，煮至麦片、山药熟烂，加白糖调味即可。

（功效）由于新妈妈乳汁分泌越多，钙的需要量越大，所以膳食中可多补充牛奶等奶制品。

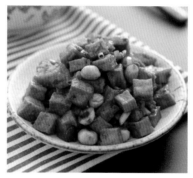

宫保豆腐　⏱30分钟

原料： 北豆腐250克，花生、姜末、葱花、酱油、白糖、醋、香油、盐、水淀粉、植物油各适量。

做法： ①北豆腐洗净，切丁；酱油、白糖、醋、香油、盐调汁。②油锅烧热，放入北豆腐丁，炸至表面金黄，捞出备用。③油锅烧热，爆香姜末、葱花，倒入调好的料汁，加入北豆腐丁、花生，翻炒均匀，再加水淀粉勾芡，收汤即可。

（功效）豆腐含有丰富的蛋白质，可补充人体必需的热量和营养，对素食妈妈很有帮助。

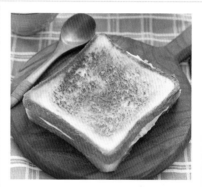

牛油果三明治　⏱15分钟

原料： 吐司2片，奶酪1片，牛油果1个，柠檬汁、橄榄油各适量。

做法： ①牛油果去皮，对半切开，去核切丁，与柠檬汁、橄榄油搅拌成泥状，制成牛油果酱。②将牛油果酱与奶酪夹在两片吐司间。③放入油锅慢火煎烤，至吐司两面呈金黄色即可。

（功效）牛油果富含蛋白质、矿物质和多种维生素，可以为素食妈妈提供丰富的营养。

图书在版编目（CIP）数据

坐月子产后恢复调体质瘦得快 / 马良坤主编 . -- 南京：江苏凤凰科学技术出版社，2018.9

（汉竹·亲亲乐读系列）

ISBN 978-7-5537-9510-2

I. ①坐… II. ①马… III. ①产褥期－妇幼保健－基本知识 ②产妇－减肥－基本知识 IV. ① R714.6 ② R161

中国版本图书馆 CIP 数据核字 (2018) 第 165100 号

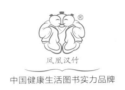

凤凰汉竹

中国健康生活图书实力品牌

坐月子产后恢复调体质瘦得快

主　　　编	马良坤	
副 主 编	赵 红	
编　　　著	汉 竹	
责 任 编 辑	刘玉锋　姚 远	
特 邀 编 辑	陈 岑　许冬雪	
责 任 校 对	郝慧华	
责 任 监 制	曹叶平　方 晨	

出 版 发 行	江苏凤凰科学技术出版社
出版社地址	南京市湖南路 1 号 A 楼，邮编：210009
出版社网址	http://www.pspress.cn
印　　　刷	南京新世纪联盟印务有限公司

开　　　本	889 mm×1194 mm　1/20
印　　　张	11
字　　　数	220 000
版　　　次	2018 年 9 月第 1 版
印　　　次	2018 年 9 月第 1 次印刷

标 准 书 号	ISBN 978-7-5537-9510-2
定　　　价	49.80 元